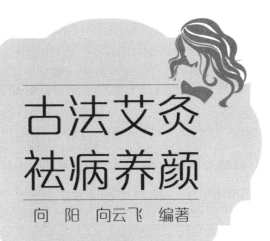

古法艾灸
祛病养颜

向 阳 向云飞 编著

中国医药科技出版社

内 容 提 要

艾灸作为一种"自然疗法",受到很多人的青睐。全书主要介绍了原生态的艾,艾灸用具制作,艾灸的方法、禁忌和注意事项,常见皮损和自觉症状的辨证分析,艾灸对美容的作用,23种养生保健预防方法以及46种损美性疾病的治疗。书中除了对每种疾病做了简要介绍外,还介绍了病因病机、取穴、方解、治疗方法和注意事项。本书内容丰富、简捷实用,非常适合中医美容院、养生会所及中医美容爱好者和广大普通读者阅读、学习。

图书在版编目(CIP)数据

古法艾灸 祛病养颜 / 向阳,向云飞编著 . —北京:中国医药科技出版社,2017.10

ISBN 978-7-5067-9530-2

Ⅰ . ①古… Ⅱ . ①向… ②向… Ⅲ . ①美容—艾灸 Ⅳ . ① R245.81 ② TS974.1

中国版本图书馆 CIP 数据核字(2017)第 201420 号

美术编辑 陈君杞

版式设计 锋尚设计

出版　中国医药科技出版社

地址　北京市海淀区文慧园北路甲 22 号

邮编　100082

电话　发行:010-62227427　邮购:010-62236938

网址　www.cmstp.com

规格　710×1000mm　$^1/_{16}$

印张　10

字数　188 千字

版次　2017 年 10 月第 1 版

印次　2024 年 5 月第 2 次印刷

印刷　北京侨友印刷有限公司

经销　全国各地新华书店

书号　ISBN 978-7-5067-9530-2

定价　29.80 元

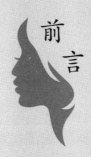

前言

艾灸疗法古朴、简约，且疗效显著。"灸法不独愈病，且获美艳"。此言出自两千多年前晋代的一名女艾灸师鲍姑之口。鲍姑在当时用艾灸救治病人无数，而且还治疗赘瘤，起到了美容效果，堪称中国艾灸美容第一人。

随着社会的进步，人民生活水平的提高，爱美、健康美已成为一种时尚。各种各样的美容方法也应运而生。在众多的美容方法中，艾灸却独树一帜，受到了人们的青睐。这是因为艾灸是一种"自然疗法"，没有任何副作用。它不是头痛医头，脚痛医脚，而是遵循中医"治病必求于本"的原则，辨证论治，调节脏腑，疏通经络，平衡气血，内外兼治，以内达外，让人既可获得健康的同时，又可获得"美艳"。

继贺普仁、周楣声等国医大师之后，艾灸疗法已逐渐在全国各地盛行，并且走出了国门，很多外国友人对针灸美容十分感兴趣。艾灸不仅方法简单易学，而且疗效好，其所遵循的"以人为本"的健康理念，非常符合现代人的观念，具有科学性和前瞻性。现将多年讲稿，整理而成此书，希望广大读者通过阅读本书，能够学习到方便有效的艾灸美容方法。

本书主要介绍了艾灸的方法、禁忌和注意事项，常见皮损和自觉症状的辨证分析，艾灸对美容的作用，以及损美性疾病的预防和治疗。并且通过病因病机、取穴、方解、治疗方法和注意事项等方面对每种疾病进行了介绍。书中内容丰富、简捷实用，非常适合中医美容院、养生会所及中医美容爱好者和广大普通读者阅读、学习。

当然，由于时间有限，书中内容难免有不足或欠妥之处，在此诚心恳请广大读者在阅读中及时批评指正。

编者

2017 年 8 月

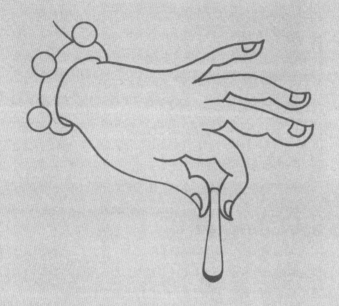

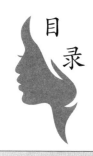

目录

了解艾灸美容基础知识

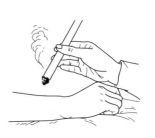

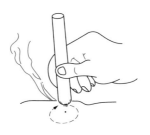

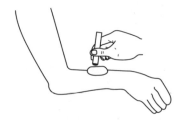

消除烦恼灸出靓丽容颜

Chapter

1 留住青春
做魅力女人

Chapter

2 祛除疾病
艾灸留美艳

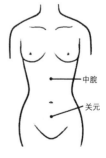

中脘

关元

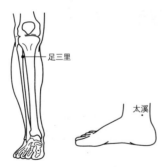

足三里

太溪

了解艾灸美容基础知识

艾灸美容，人们乍一听，会感到十分诧异，艾灸能美容吗？其实，艾灸美容在中国已有上千年的历史。早在晋代，女艾灸师鲍姑就曾提出："灸法不独愈病，且获美艳。"其可谓我国"艾灸美容第一人"。

艾灸美容不同于西医美容，艾灸是联合国卫生组织所提倡的"绿色疗法"，安全可靠，没有任何副作用。特别在当前，由于艾灸疗法日益深入人心，艾灸美容也相继出现了日新月异、欣欣向荣的景象。在诸多的美容院、养生馆中，艾灸美容早已占有一席之地，成为主打项目。人们在艾灸中，除了可以感受到艾叶所散发出的阵阵艾香氛围，还可享受到艾叶燃烧时所散发的暖暖热意，在疏通经络的同时带给人舒适与惬意之感。其实，艾灸所带给人的不仅仅是片刻的徜徉自然，更重要的是它带来了健康和美。

Chapter 1

原生态的艾

　　艾是原生态的，其生长在广袤的自然界，随处可见，尤其在荒山野岭、穷乡僻壤。它既不出身"名门"，亦不名贵，但是底蕴却非常深厚，不但融入"端午节"等传统习俗文化中，而且还在护佑着人们的健康。

原生态的艾灸

每当人们一提到灸法时，马上会情不自禁地想到"艾灸"。这是由于千百年来，艾灸在人们的心中已根深蒂固。其实人们最早掌握灸疗时所用的材料，很可能是树枝（桑枝、松枝等）或野草，但经过漫长的探索和经验的积累，才找到既易燃烧，又具有治疗作用的"艾"，这才正式有了"艾灸"。

艾，经过点燃后，其所产生的热，会对人体俞穴产生热刺激，"其热气内达，通筋入骨"，此亦正如《外台秘要》所言："诸疗之要，艾火为良，要中之要，无过此术。"日本东京针灸学院院长板本贡说："在人体予以温暖之刺激，其最适宜之燃料，莫如艾叶，因其有种种特长。就施灸言之，艾叶燃烧将尽，在瞬息间，艾之温度直入深部，感觉上似有物质直刺之状，且发生畅快之感觉。若试以燃烧之火箸或烟草，则觉表面热痛而无畅快感觉，且灸点在同一点上，不论何壮，皆有快感。其灸迹虽予极强按压，或水浸，或热蒸，皆不变若何异状。此种奇效，实为灸时特有之作用，发明用艾灸治，诚古人之卓见也。"

艾叶的性状

艾，又被称为艾草、香艾、家艾、苦艾和艾蒿（图1），是多年生草本植物，在全国各地山野之中均有生长。春天生苗，茎高可长至0.6～0.9米，茎直立，呈圆柱形，单叶，互生；叶片形如菊叶，有羽状深裂，裂片椭圆状披针形，边缘有不规则粗锯齿；叶表面为深绿色，背面为灰白色，上生有白色绒毛，质柔软，折断为白色。近顶端叶多为披针状，边缘无分裂，叶与茎中有许多细胞孔，上有油脂腺，可以发出特有的香气；春秋之时，在茎梢上开淡褐色花，花呈圆筒状花冠，其中排列着小头状花序，微有气息，花期多在农历6～9月，但花多不入药。

艾叶可以入药，俗话说："五月艾，六月蒿，七月当柴烧。"故艾叶的采摘多在农历的4～5月，花未开，叶茂盛之时。艾叶以湖北蕲州所产者为最佳，这主要得益于其水土之宜，其艾叶肥厚而绒毛多，性味浓厚，功力最大，故被称为"蕲艾"。

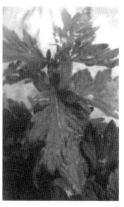

图1　艾叶

艾叶的医用价值

艾叶具有医用价值，从古至今多有论述。梁代陶弘景在其著作《名医别录》中说："艾叶，味苦，微温，无毒，至灸百病。"《本草从新》亦说："艾叶苦辛，生温熟热，纯阳之性，能回垂绝之阳，通十二经，走三阴，理气血，逐寒湿，暖子宫，止诸血，温中开郁，调经安胎……以之艾火，能透诸经而治百病。"清代吴亦鼎更在其所著的《神灸经纶》中说："夫灸取于火，以火性热而至速，体柔而用刚，能消阴翳，走而不守，善入脏腑。取艾之辛香作炷，能通十二经，入三阴，理气血，以治百病，效如反掌。"

现代医学认为，艾叶中含有多种化学成分，如挥发油、胆碱、腺素、维生素B、维生素C、菊糖、鞣酸、树脂、蛋白质等。其所含挥发油，主要是由水芹烯、荜澄茄油烯、侧柏醇，其次为萜品烯醇、β–石竹烯、松油烯醇、蛔蒿醇、芸樟醇等20余种成分组成。故艾叶具有降低毛细血管通透性，诱导血小板凝集，止血等作用；对金黄色葡萄球菌、溶血性链球菌和杆菌、真菌及肿瘤细胞的增殖有抑制作用。

当艾灸时，艾草燃烧时发散出来的烟，同样有治疗作用。上海第二医学院附属第三人民医院经过实验发现：艾烟对流感病毒、副流感病毒、鼻病毒、腺病毒等呼吸道病毒有高效和速效的抗病毒作用；对大肠杆菌、伤寒杆菌、绿脓杆菌、枯草杆菌、金黄色葡萄球菌、甲型链球菌、奈瑟氏菌、嗜酸乳杆菌等细菌有抑制作用，是细菌生长时杀菌作用的基本和唯一因素；艾叶烟熏时的杀菌作用与烟熏的时间长短有关，时间越长，杀菌作用越强。

艾叶陈久者最好

中草药一般多选用新鲜者，唯有艾叶则多选用陈久者。古人认为："艾叶五月采摘，曝干，陈久者良。"医家也大多主张用陈艾施灸治疗疾病疗效好。故《孟子》认为："七年之疾，求三年之艾。"

艾叶一般在每年农历3～5月花尚未开时采摘，要挑选叶片肥厚、新鲜者，捡除其内杂质，筛去尘土，除去腐烂或发霉叶片，放置在阳光下暴晒、干燥，再进行加工。艾的存放时间长短、质量高低，对灸治的效果有一定影响。

艾灸用具的制作

艾灸的用具包括艾绒，以及由艾绒制成的艾炷和艾条。但在艾绒的选用上十分讲究，此正如清代吴亦鼎在《神灸经纶》中的精辟论述："凡物多用新鲜，唯艾取陈久者良。以艾性纯阳，新者气味辛烈，用以灸病，恐伤血脉。故必随时收蓄、风干、净去尘垢，捣成熟艾，待三年之后，燥气解，性温和，方可取用。"

艾绒的制作

艾绒的制作，可在每年的3～5月间，最好在农历端阳节前半个月采制为最佳，《艾灸通说》则认为："四五月间，连茎刈取，曝干收叶。"这时应选择新鲜、肥而柔嫩的艾叶，将其晒干或放在干燥箱中烘干，再放到石臼内或碾槽内反复舂捣碾压使其碎成絮状，筛去灰尘、杂质及纤维，如此反复多次，则可制成软细如棉的艾绒（图2）。

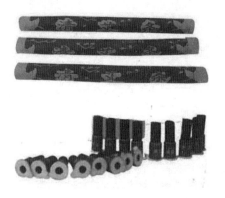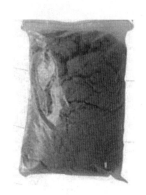

图2　市售艾条、艾炷、艾绒

关于艾绒的制作，李时珍在《草本纲目》中说："凡用艾叶，需用陈久者，治令细软，谓之熟艾。若生艾，灸火则易伤人肌脉。"又说："拣取净叶，扬去尘屑，入石臼内，木杵捣熟，罗去渣滓，取白者再捣，至柔烂如绵为度。同时焙燥，则灸火得力。"

艾绒可分为两种，以上方法大多制出的为粗艾绒，一般含杂质，生硬，不易成团，挥发油尚存于内，燃烧时火力暴躁，多用于间接灸，一般500克艾叶，可得300～350克艾绒。如再精细加工，经数十日晒杵，筛拣数十次，则可得优质艾绒，一般500克艾叶，可得100～150克。此艾绒为土黄色，柔软、干燥、无杂质、易燃烧、易成团，热力温和，存放时间久者更佳，久经日晒，火力柔和，挥发油挥发已尽，可用于直接灸。灸时可令病人痛感较轻，感觉愉悦，精神振奋。

艾绒制成后，必须存放一段时间后才可使用。但艾绒极易吸水受潮，故必须存放在干燥密闭的容器内，天气晴朗时可取出暴晒。谨防潮湿和霉变、虫蛀，应随用随取。

艾炷的制作

艾炷（图3），就是用艾绒做成一定形状的小团，一般多呈上尖下平的圆锥形。其手工做法是用拇、食、中指拢捏艾绒，边捏边旋转，捏紧实既可。艾炷器多由有机玻璃或塑料制成，外观呈长方体，上有数个大小不一的空洞。制作时，将艾绒放到艾炷器的空洞中，用圆棒一端压入洞孔，将艾绒压紧，成圆锥形小体，再用细铁丝从底面小孔顶出即可得艾炷。

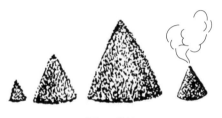

图3 艾炷

现代艾炷的制作多采用机器制作，用机器制成小圆柱形的艾炷，如香烟粗，长约1厘米左右。

艾炷形状的大小，因用途不同而各异，并且与疗效的关系十分密切。此正如《明堂上经》云："艾炷以小筋头作，如其病脉粗细，状如细线，但令当脉灸之，雀粪大者，亦能愈矣。"《明堂下经》亦云："凡灸炷欲下广三分，若不三分则火气不达，病不能愈。"

古代艾炷的大小有"雀粪大""粟米大""绿豆大""梧桐子大""苍耳子大""半个枣核大""莲子大""银杏大""鸡卵黄大"等名，其施灸的部位也各有不同。如艾炷小如麦粒、雀粪，多用于头部及四肢部位；艾炷如黄豆大小或半截枣核大，多用于胸腹及背部；艾炷如半截橄榄或筷头大小，多用于胸腹和腰背部。

现在临床使用的艾炷多为标准艾炷，其可分为大、中、小艾炷及麦粒艾炷。

（1）大艾炷：炷底直径1.2厘米，高1.5厘米。

（2）中艾炷：炷底直径0.8厘米，高1厘米，约重0.1克，可燃3~5分钟。

（3）小艾炷：炷底直径0.5厘米，高0.8厘米。

（4）麦粒艾炷：将艾绒捻成麦粒大小。

艾炷除制作成圆锥状外，还可做成牛角形艾炷，即空心艾炷，此可见清代廖润鸿补编《针灸集成》一书；纺锤形艾炷，是两头尖状如纺锤或如同鼠粪，可见《千金翼方》。这两种形状的艾炷目前已很少使用。

艾条的制作

目前在临床中，除急救或面对一些疑难病症偶用艾炷施灸外，大多采用艾条施灸。艾条灸又被称为"艾卷灸"，是用纸包裹艾绒卷成圆卷形的艾卷而成。艾条灸最早见于明代，是由当时发明的"雷火灸"简化而来。朱权在《寿域神方》中记载："用纸实卷艾，以纸隔之点穴，于隔纸上用力实按之，待腹内觉热，汗出即瘥。"李时珍在《本草纲目》中亦说："用时于灯上点着，吹灭隔纸十层，乘热灸于患处，热气直入病灶。"

雷火灸又被称为"雷火神针灸",是在艾绒中加入具有治疗作用的中药制成的。在《疡医大全》中其配方记载如下:蕲艾一两,朱砂二钱,炮山甲一钱,桃皮一钱,川乌一钱,乳香一钱,雄黄一钱,没药一钱,硫黄一钱,麝香五分,草乌一钱。以上十一味药,共碾细末,以桑皮纸卷成大艾条一根,谓之雷火神针。

太乙神针则是在雷火神针的基础上对药物组方做了变动,使其治疗范围有了扩大。其方可见于《本草拾遗》,配方组成为:人参四钱,三七八钱,山羊血二钱,千年健一两六钱,没药一两六钱,炮甲八钱,小茴香一两六钱,苍术一两六钱,蕲艾一两六钱,麝香四钱,防风六两四钱,甘草二两三钱等共十六味药,共碾细末,每用药末一两,卷成大艾条一根,即为太乙神针。

当前,使用较多的为纯艾条和药艾条两种,主要是由于操作简单,疗效好,无痛苦,病人还可自己操作,故临床较多使用。其制作方法如下。

（1）纯艾条（图4）:取长30厘米、宽20厘米的桑皮纸或卷烟用纸,将24克艾绒均匀放在纸上,用手搓转成直径为1.5厘米的圆柱形,松紧应适中,太紧则不易燃烧,太松则施灸时易掉火星。卷好后,用

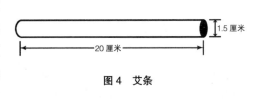

图4 艾条

鸡蛋清或胶水将封口粘好,晒干后即成。每支艾条可燃烧约1小时左右。

（2）药艾条:在制作时,除放入艾绒外,再加入肉桂、干姜、丁香、独活、细辛、白芷、雄黄、苍术、没药、乳香、川椒等混合而成的药粉6克,按上法卷制而成即可。

Chapter 3

艾灸的方法

　　艾灸手法直接关系到治疗效果。手法正确则取效快，疗效好；否则就会疗效差，甚至无效。正如古籍《备急灸法·骑竹马灸法》中写道："灸罢二穴……其艾火即随流注先至尾闾，其热如蒸，又透两外肾，俱觉蒸热，移时复流足涌泉穴，自下而上，渐渐周遍一身。"这实际上就是艾灸中最常见的灸感传导现象。这种传导会从身体的施灸部位，将热流沿经络传向身体的远端或病灶部位，而加快取效。但是，亦有的人由于体质原因，而敏感性差，没有感传现象。因此，不可一味地追求感传，而加大火力，甚至造成皮肤烫伤。艾灸的手法有近百种之多，经常使用的亦有20余种之多，而最常使用的则为艾炷灸、艾条灸和温灸器灸。

艾炷灸

艾炷灸（图5）就是将艾炷直接或间接放置到穴位上施灸的方法。

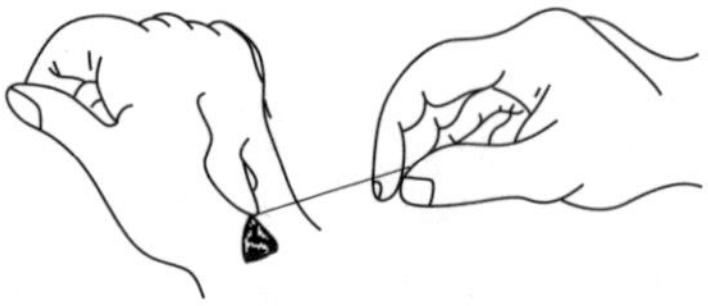

图5　艾炷灸

（一）直接灸

直接灸是将艾炷直接施放于应灸部位皮肤上，进行施灸的一种方法。直接灸又被称为"着肤灸"或"明灸"。唐代孙思邈在《千金要方》中说："炷令平正着肉，火势乃至病所也。"

1. 非化脓灸

非化脓灸是直接灸的一种，目前多被广泛使用，其又被称为"无瘢痕灸"。就是在施灸时将艾炷直接放到应灸部位的皮肤上，以温熨为度，不起疱，不留疤痕的一种方法。一般多采用中、小艾炷施灸。

在操作时，先要在被施灸的穴位上涂上少许的蒜汁或凡士林，以便艾炷放稳；当艾炷放上后，可用线香点燃，当病人感到皮肤有灼烫感时，即可将艾炷熄灭或更换新艾炷。一般可连续灸5～7个艾炷，每个艾炷又被称为1壮，也就是5～7壮，以局部皮肤产生红晕为度。

在施术过程中，如施术局部皮肤出现小水疱，可不需处理，一般可自行吸收；但如出现大的水疱，则可用消毒过的针将水疱刺破，排出水后外涂紫药水。对于小儿、女性或皮肤娇嫩者，施术时应特别小心，防止烫伤。此法还应注意在施术时不可取穴过多，一般3～5穴即可。

2. 化脓灸

化脓灸，又被称为"瘢痕灸"，即为选取不同大小的艾炷直接施放于应灸穴位上施灸，灸后起疱，自然化脓、结痂、脱痂，留有永久性瘢痕，故此得名。此法见于晋代皇甫谧所著的《针灸甲乙经》。由于此法在施术时受术者较为痛苦，故目前临床已较少应用。一般多采用小艾炷施灸。

化脓灸在操作前，要先给受术者做好解释工作，令其有必要的心理准备。操作时先用2%碘酊消毒施灸部位皮肤，再用75%酒精脱碘；再在该部位涂以蒜汁或凡士林，并将艾炷置于其上，用线香点燃；待艾炷燃尽，除去艾灰，用纱布蘸凉开水擦净所灸部位，再依上法操作，施灸第2壮，依此反复操作。一般每次可施灸5～9壮，每次施灸1～2穴。

在施灸过程中，需要注意的是，如受术者感到灼痛时，术者可在施术周围用手轻轻拍打，以助缓解。《寿世保元》说："着艾火痛不可忍，预先以手指紧罩其穴处，更以铁物压之即止。"施灸完毕后，术者应用消毒棉球将灸处擦净，将清水膏化后紧贴灸处，以作保护。另嘱病人在灸后的10日内可多吃羊肉、鸡肉、鱼、虾、豆腐及香菜等营养丰富的食物，促使灸疮正常透发，以提高疗效。大约在灸后1周左右，施灸处就可化脓（脓色淡，多为白色或金黄色，质黏稠，量多，为无菌性脓液），此时应注意保持疮面清洁，预防感染。还要根据脓液的多少决定更换清水膏的次数，如脓汁多者，需每日更换2次；脓水少者，可每日更换1次。《明堂灸经》云："凡著艾得疮发，所患即瘥；不得疮发，其疾不愈。"一般灸疮约需30～40日左右愈合，成永久性瘢痕。

对于在施灸后，在被施灸部位的皮肤上未出现化脓者，可在施灸部位再施艾条温和灸5～10分钟，一般连续2～3天即可化脓。若疮面出现继发感染，脓液为黄绿色，则应积极治疗。

本法对于糖尿病病人、身体虚弱者以及面部、关节部位均不宜采用。

（二）间接灸

间接灸（图6），又被称为"隔物灸"，即是在艾炷和皮肤之间隔上其他物品而施灸的一种方法。相隔所用的物品可以是生姜、大蒜、食盐等生活用品，也可以是动物、矿物药。这样既能防止艾炷直接放到皮肤上施灸，会对皮肤造成创伤，又可发挥所隔物品之功效，起到协同作用。一般来说，病人对隔物灸大多乐于接受。本法可广泛用于内、外、妇、儿、五官诸科，特别是在外科应用更为普遍。

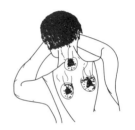

图6　间接灸

1. 隔姜灸

隔姜灸（图7）就是用姜片作为隔物，放在艾炷和皮肤之间进行施灸的一种灸法。生姜味辛，性微温，入脾肺二经，有生发宣散、调和营卫、祛寒发表、通经活络之功效。《针灸大成》曰："灸法用生姜，切片如钱厚，……然后灸之。"清代吴师机在《理瀹骈文》中亦说："头痛有用酱姜贴太阳，烧艾一炷法。"

在临床操作时，应选择大块新鲜的生姜，切成直径大约2～3cm、厚约0.2～0.3cm的姜片。姜片若太厚则热力不易渗透，太薄则易烫伤皮肤。再用牙签或针在姜片上刺穿

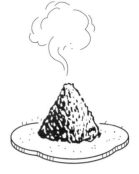

图7　隔姜灸

数孔，放置在应施灸的穴位上。选用合适的艾炷，如米粒、黄豆或蚕豆大小，放置在姜片上，并点燃。

在施灸过程中，如病人感觉太热，这时术者可将姜片提起片刻，然后再放下施灸；或在姜片下垫一张软纸，然后再灸，可灸至肌肉内感觉温热，局部皮肤潮红和湿

润为度。一般每穴可连续施灸5～10壮，姜片可不需更换；亦可一张姜片灸1壮。此法简单易行，临床被经常使用。

2. 隔蒜灸

隔蒜灸是用大蒜作为隔物，放在艾炷与皮肤之间进行施灸的一种方法。大蒜，辛温性热喜散，入脾、肺、大肠、胃经，有杀虫解毒、消肿散结、止痛之功效。此法最早见西晋葛洪的《肘后备急方》，其曰："灸肿令消法，取独颗蒜，横截厚一分，安肿头上，炷如梧桐子大，灸蒜上百壮。不觉消，数数灸，唯多为善，勿大热，但觉痛即擎起蒜，蒜焦更换用新者，不用灸损皮肉"。宋代陈言在《三因极一病证方论》中曰："痈疽初觉肿痛，先以湿纸复其上，其纸先干处即是结痈头也……大蒜切成片，安其头上，用大艾炷灸之三壮，即换一蒜，痛者灸之不痛，不痛者灸至痛时方住。""若十数头作一处者，即用大蒜研成膏作薄饼铺头上，聚艾于饼上灸之。"

在临床施术时，多选用新鲜独头紫皮大蒜，切成厚约0.2～0.3cm的薄片，中间用细针刺出数孔，放在患处或穴位上，再取中、小艾炷（多为鼠粪大或枣仁大），置放在蒜片上，点燃施灸，每灸4～5壮需更换新蒜片，每穴须灸足7壮；亦可取适量大蒜，捣烂如泥，敷在穴上或患处，在上放置艾炷并点燃，需灸足7壮，以被灸之穴位灸至泛红为度。

在施灸过程中，如受术者感到灼热难当之时，术者应及时将艾炷撤掉。因大蒜对皮肤有刺激性，易使皮肤起疱，故起疱后应用消毒过的针将疱刺破，排出水液，外涂紫药水，以避免感染。

3. 隔葱灸

隔葱灸即是用大葱作为间隔物而施灸治疗的一种方法。大葱施灸时多选用葱白。葱白，味辛温，入肺、胃经。有发汗解表、散寒通阳之功。明代刘纯《玉机微义》治诸疝"用葱白泥一握，置脐中，上用熨斗熨之，或上置艾灼之，妙"。

在临床操作中，多选取厚约0.3～0.4cm的葱片3～4片，紧贴于所灸穴位或患处（葱片有黏性）。再在葱片上放置艾炷，点燃施灸，一般施灸5～7壮，以内部感觉温暖舒适，皮肤泛红但不灼痛为宜。亦可将葱白剁烂如泥，放在肚脐内或患处，再在葱白泥上放置艾炷，点燃施灸，每次施灸5～10壮。

本法在施治过程中，以灸至内部感到温暖即可，不可灸至灼痛。

4. 隔盐灸

隔盐灸（图8）是用食盐作为隔物，放在皮肤与艾炷之间进行艾灸的一种方法。此法因将盐放在肚脐中而施灸，故

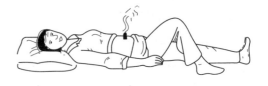

图8 隔盐灸

又被称为"神阙灸"。食盐，咸寒，入胃、肾、大肠、小肠经，有清热解毒、凉血止泻，滋阴润燥、清火涌吐之功效。《类经图翼》说："纳炒干净盐满脐上，以施灸。"古代许多医家喜用此法。西晋葛洪的《肘后备急方》中治霍乱"以盐纳脐中，上灸二七壮"。唐代孙思邈在《千金要方》中治少年房多短气，以"盐灸脐孔中二七壮"；治淋病"着盐脐中灸三壮"。《古今录验》曰："热结小便不通利，取盐填满脐中，作大艾炷，令热为度。"

隔盐灸的临床操作十分简单，只需将纯净干燥的食盐填敷于肚脐内。盐要填至平脐，如病人肚脐外凸，则可用湿面粉制成面团，并围在脐周成堤状，再将食盐填于内。此时将艾炷放置在盐上即可施灸，当病人稍感灼痛时，可及时更换艾炷；亦可在盐上放置姜片，再在姜片上放置艾炷施灸。一般每次施灸5~7壮，但如遇急症，可根据症状而灸，不拘壮数。

需要注意的是，如受术者为虚寒证，应将盐炒过后放敷于肚脐内再灸之，疗效更佳。另外，施灸时不可过热，否则盐过热后会烫伤皮肤。

艾条灸

艾条灸又被称为"艾卷灸"，是将艾条的一端点燃，在穴位上施灸的一种方法。艾条灸由于操作简单，治疗范围广泛，疗效好，对皮肤没有直接损伤，许多病人和施术者都愿使用，是目前施灸中最常使用的方法之一。

艾条灸又可分为悬空灸和实按灸。

（一）悬空灸

悬空灸又被称为"悬灸"或"悬起灸"，是将点燃的艾条悬于施灸部位的一种灸法。其包括温和灸、回旋灸和雀啄灸。

1. 温和灸

温和灸（图9）又被称为"定点灸"，是将点燃的艾条悬于施灸部位之上，固定不移，直至局部皮肤出现红晕的一种灸法。

此法临床操作为：施术者取艾条，将其一头点燃，对准施灸穴位，约距皮肤2~3厘米左右进行施灸，当病人有温热舒适感觉，施术者可固定不移，灸至皮肤出现

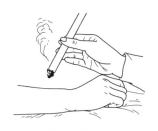

图9 温和灸

红晕即可，每次大约10~15分钟。如在施灸中，病人感到灼痛，施术者可用手轻轻按摩四周皮肤，以减轻刺激和热力的渗透。为了避免烫伤病人皮肤以及减轻施

术者的疲劳，施术者可用拇、食、中指持艾条，小指放于穴位附近施灸，以便感知温度而调节施灸距离。此法多用于补法。

2. 回旋灸

回旋灸（图10），又被称为"热熨灸"，是将点燃的艾条在距被施灸皮肤上3厘米处，平行往返移动而施灸的一种灸法。

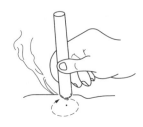

图10 回旋灸

其临床操作为：施术者将艾条一头点燃，将其悬于被施灸部位，约距其3厘米左右，往返回旋或左右往返移动而旋灸。一般可施灸20～30分钟，以局部皮肤有温热感、不灼痛为宜。在施灸过程中应注意不可长时间不移动而固定旋灸，施灸应以被施术者能忍受为宜。此法多用于泻法。

3. 雀啄灸

雀啄灸（图11）是将艾条的一端点燃，在被施灸部位，上下移动，忽远忽近似麻雀啄米一样施灸。

其临床操作为：取艾条，将其一端点燃，对准穴位，在距离穴位3厘米上方，一上一下，一起一落似鸟雀啄米对穴位施灸，一般一次施灸5～10分钟左右，以皮肤出现红晕为度。每次可施灸1～3穴，此法多用于泻法。

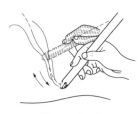

图11 雀啄灸

（二）实按灸

实按灸是将内有中药的艾条点燃后，趁热直接按在垫有数层纸或布上，令热气通过穴位透达深部的一种施灸方法。常用的有太乙神针和雷火神针。

1. 太乙神针灸

太乙神针（图12），又被称为"太乙针"，是在雷火神针的基础上，将其所含的药物处方改变而成，操作则与雷火神针相同。

其操作时，先将太乙神针一端点燃，并将棉布折叠成5～7层，或10层棉纸重叠覆盖在应施灸穴位上，另将艾火的一端紧按在穴位上，停留1～2秒，如此反复施灸，可连续施灸10次左右，但如中途艾火熄灭，可重新点燃后继续

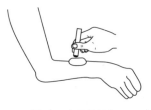

图12 太乙神针灸

施灸。另外一种操作方法则是将艾条点燃的一端以7层棉布包裹后，紧按在穴位上，如病人感觉太烫时，可将艾条稍稍提起，等热减再灸，如此反复，每穴可按灸5～7次，途中如火熄、冷却，则可重新点燃灸之。

操作中应注意，施术者在施灸时，太乙神针应对准穴位。在临床操作时，施术者

一般多准备2支太乙神针，可交替使用。另外，操作时火力不可太大，应以病人感到温暖舒适为度。

太乙神针药物的配方除《本草拾遗》所载外，尚有《针灸逢源》太乙针法配方、陈修园《太乙神针针心法》一文中的太乙神针配方等。

2. 雷火神针灸

雷火神针灸是太乙神针灸的前身，其制作及适应证与太乙神针相同，但药物配方则不同。

雷火神针的药物配方除《本草纲目》有载外，《针灸大成》《种福堂公选良方》《理瀹骈文》皆载有不同配方。

温灸器灸

温灸器灸是将艾绒或艾条放入专门的施灸工具中点燃而治疗疾病的一种方法。此法最早见于晋代《肘后备急方》，其云："若身有掣痛，不仁，不随处着，取干艾叶一斛许，丸之，内瓦甑下。塞余孔，唯留一目。以痛处着甑目，下烧艾以熏之，一时间愈矣。"明代龚延贤在《万病回春》中云："在脊骨傍两穴。每一次，用铜钱三文压在穴上，用艾炷安孔中，各灸七壮。"清代李守先在《针灸易学》中载有制泥钱为灸器的方法；叶圭亦提出用"面碗"作为灸器的施灸方法；清代医家雷少逸则在其所著《灸法秘传》中绘有"灸盏图"，并云："今用银盏隔姜灸法，万无一失。……四周银片稍厚，底宜薄，须穿数孔，下用四足，计高一分许。将盏足钉在生姜片上，姜上亦穿数孔，与盏孔相通，俾药气可以透入经络脏腑也。"这些都是我国最早发明的艾灸器具。

（一）温灸盒灸

温灸盒（图13）是采用木盒，内有铁制纱网，可在上放置艾条，用以施灸的一种方法。其是从《肘后备急方》中的瓦甑演变而来的。

制作方法：取厚约0.5厘米的薄木板或三夹板，按以下规格作大、中、小三种无底木盒：大号长20厘米、宽14厘米、高8厘米；中号长15厘米、宽10厘米、高8厘米；小号长11厘米、宽0.9厘米、高8厘米。并在木盒内安置铁纱将其分为两个空间，一般铁纱距下边3～4厘米、再按以上规格另制一活动木盖。

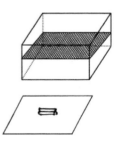

图13 温灸盒

用温灸盒施灸，需将温灸盒放在应施灸部位或穴位上，另取长约2厘米的艾条2

段，点燃后放在木盒内的铁纱上，并将木盖盖上，但必须保留一条缝隙，等艾条燃完即可，一般约20~30分钟。

在施灸过程中还须注意，如温度过高受术者难以忍受，施术者可将木盖打开或取下，稍过片刻后再盖上；如需更换或添加艾条，应须防止艾灰或艾火落下，以免烫伤受术者；在施灸神阙穴时，火力不可过大，以免烫伤感染。

（二）熏脐瓷灸

熏脐瓷灸（图14）是在西晋医学家葛洪之妻鲍姑发明的瓦甀灸的基础上演变而来的。鲍姑发明的瓦甀是古代最早的艾灸专用工具，曾被广泛流传使用。

熏脐灸在古代多被用作养生保健，如"太乙真人熏脐法""彭祖小续命蒸脐法""温脐种子法"以及《针灸大成》的"蒸脐治病法"、《医学入门》的"炼脐法"等。熏脐瓷灸除被用作养生保健外，还多用于疾病的治疗。其最重要的是瓷灸

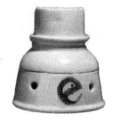

图14　熏脐瓷灸罐

罐，是由瓷土烧制而成。外形似钟，可稳妥地于脐部或身体的其他穴位，更不需施术者手持操作。罐内为空腔，靠下方2厘米处有一横隔，上面有数个洞孔，壮如莲蓬，在上可放置点燃的艾条，下方可流通空气，保证艾条的充分燃烧，又无掉灰之虞；罐之下口呈喇叭状，可使其安稳，防止倒置烫人。

瓷灸罐高11厘米，上口直径5.5厘米，下口直径11厘米，在横隔下的周边有4个圆洞，分属东、南、西、北，代表木、金、火、水，中间艾火补脾土，寓有五行相生相克之意。其上方之口，主要用于流通空气和取放艾条之用。

其操作方法为：先根据病人的病症选择对症中药，并打成药粉。让病人采取仰卧位，术者先将其肚脐用酒精棉球消毒，再将配制好的中药粉放入肚脐（神阙穴）内，并在药粉中滴入数滴渗透剂；或先将药粉与渗透剂混合调制成糊状，再施放在肚脐内；另将艾条点燃后放入"熏脐瓷灸罐"内，并将罐放在病人的肚脐（神阙）上施灸；当艾条燃尽后（约20~30分钟）取下"熏脐瓷灸罐"，并用脐布将药粉封在肚脐内，保留6~8小时。

需要注意的是，初次熏脐者及皮肤娇嫩者，熏脐时间不可过长，一般不超过30分钟。如病人肚脐外凸，则可用面粉合成面团后，围肚脐一圈做成堤状，再放入药粉施灸。在施术中，除肚脐可施灸外，还可根据需求选取1~2个其他穴位配合使用，如中脘、下脘、关元、气海、命门、大椎等穴位，但一般一次施灸不超过3个穴位。在治疗不同病症时，可选用不同组方的中药。整个施灸过程一般不超过60分钟，但对一些慢性疾病病人可适当延长施术时间。

艾灸美容的禁忌和
注意事项

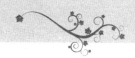

艾灸看似简单，但内涵深奥。正如《灵枢·官针篇》说："语徐而静，手巧而新审谛者，可使行针艾。"故施术者必须注意艾灸的禁忌及注意事项，方可取得预期之效。

艾灸美容的禁忌

1. 被术者不宜在过度饥饿、疲劳、醉酒、大惊、大恐、大怒情况下施灸。

2. 女性不宜在月经期施灸，怀孕妇女不可在下腹部、腰骶部施灸。

3. 高血压、高热的病人勿灸。

4. 刚吃过饭及过饱勿灸。

5. 心脏部位不可多壮施灸

6. 面部禁止大艾炷施灸，更不可着肤灸。

7. 精神病、抽搐发作时勿灸。

8. 大动脉、浅表血管及延髓部勿灸。

9. 睾丸部、阴茎、阴唇、乳头等部位勿灸。

10. 各种古籍中所载禁灸穴位，如《针灸集成》所载53穴禁灸，《针灸大成》记载45穴禁灸，应作为参考，慎灸。

艾灸美容的注意事项

1. 面部施灸时应注意火力不可太大，或长时间停滞在某一穴位，以免灼伤皮肤。

2. 头部或面部（特别是眼部）施灸时，可在上面用纱巾遮盖，再施灸，以免火星烧坏头发或掉入眼内。

3. 取穴要少而精，决不可"漫天撒网"。

4. 接受艾灸治疗之体弱者，术者应选用较小艾炷或细艾条宜少灸，而逐渐增加艾量。

5. 对于应选用瘢痕灸者，术者要消除受术者心理恐惧，并征得其同意。

6. 被术者如出现"晕灸"，即突然出现面色苍白、头晕、恶心、手足发冷，应马上停止施灸，嘱其平卧，喝一杯温开水或白糖水，很快恢复正常；如不解，则可艾灸足三里穴。

7. 选用艾绒要干净，无杂质，否则点燃后会蹦出艾火星，易灼伤皮肤或烧坏衣被等物。

8. 施灸完毕，要彻底熄灭艾火以防火灾。

9. 艾灸部位，不可抓破，保持清洁，以免感染。

10. 有些疾患决非艾灸一次即可痊愈，施术者应对被术者解释清楚，要有耐心坚持，决不可急于求成，一劳永逸。

11. 个别人施灸后，有腰酸、疲劳、口干等不适反应，不必顾虑，继续施灸，则会很快消失。

12. 艾灸局部出现水疱，较小者，宜保护，数日后可吸收自愈；较大者，可用消毒过的针刺破，排出水液，涂上紫药水，数日可愈。

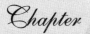

Chapter 5

专家教你
辨证分析

人们都知道，对人体美颜影响最大的莫过于皮损。这是因为皮肤是人体最大的器官，和外界环境接触最多，而且还会受到体内脏器的影响。损美疾病的发生，"必先受之于内，然后发于外"。故《灵枢·本脏》说："视其外应，以知其内脏，则知所病矣。"只有正确地对皮损进行辨证分析，才可令矢中的。（图15）

一般在美颜上出现缺陷或问题，大多和皮肤有关。当皮肤出现某些病理变化时，人往往会有一些自觉症状出现，如瘙痒、疼痛、麻木等。这些症状亦会因个体差异而感觉不尽相同，需要我们进行辨证分析。

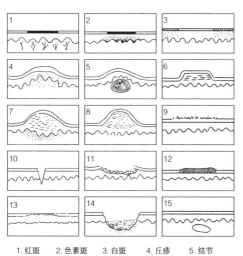

1. 红斑　2. 色素斑　3. 白斑　4. 丘疹　5. 结节
6. 风团　7. 水疱　8. 脓疱　9. 鳞屑　10. 皲裂
11. 糜烂　12. 苔藓化　13. 瘢痕　14. 溃疡　15. 囊肿

图 15　皮损辨证示意图

斑

点大成片，平摊于皮肤之上，不高出皮肤，抚之不碍手，斑斑如绵纹者，称为斑。根据斑的颜色不同，又将斑分为红斑、紫斑、黑斑、白斑。

1. 红斑：多属血热。

（1）斑色鲜红，分布散在，压之褪色为气分有热；斑色红赤，分布密集，压之不褪色则为血分有热。

（2）色泽浅为热轻，色泽重为热重。

（3）紫红色则为热重，而且有血瘀，由紫红变为红褐色，表示热势渐退。

（4）红斑不断出现，越来越多，有连成片或满布全身趋势，表示热毒入营。

（5）红斑上有水疱或呈水肿样红斑，为湿热，红斑上有血疱者，为血热兼湿。

（6）红斑灼热为热盛，红斑冰凉为寒凝。

（7）红斑瘙痒为风热。

（8）红斑灼热而痛，且伴肿胀，后可为樱桃或梅核大结节。

红斑常见于过敏性皮炎、脂溢性皮炎、接触性皮炎、玫瑰糠疹、血管炎、传染性红斑、湿疹、过敏性紫癜、丹毒、药疹、系统性红斑狼疮、猫眼疮、梅核火丹等。

2. 紫斑：多属血瘀或血溢络脉之外。

（1）突然出现，密集成片，为血热妄行。

（2）逐渐出现，散在分布，反复发作，为脾不统血或脾肾阳虚。

（3）自幼或成年后出现，逐渐加深，经久不消为瘀血阻滞。

（4）斑色紫红，皮肤冰冷发亮，多为寒邪外束，寒凝血瘀。

紫斑常见于过敏性紫癜、单纯性紫癜、冻疮、肢端红痛症等。

3. 黑斑：多属肾虚。

（1）肾阴不足水亏火盛，火郁孙络，面如蒙尘，为肾阴虚。

（2）肾阳不足命门火衰，虚阳上越，四肢不温，多为肾阳虚。

（3）肝郁气滞，血郁不行，蕴而化热，阴血灼伤，面上少华失泽，为黧黑斑。

黑斑常见于黑变病、雀斑、皮肤换肤后遗症、黄褐斑等。

4. 白斑：多属气血失和或风邪外袭。

（1）白斑成片，边界清楚，平滑无屑，边缘肤色加深，中心有色素岛，斑内毛发变白，多为气血失和。

（2）白斑较淡，边界不明显，上有细碎白屑，夏季加重，多为体热汗出，风邪外袭，风湿相搏于肌肤。

白斑常见于白癜风和单纯糠疹、汗斑等。

5. 黄斑：多属肝郁，其斑片多在面部对称出现，颜色或浅或深。

（1）伴有心烦易怒，心情不舒，胸肋胀满者，多为肝郁气滞。

（2）伴有肋胀胸痞，腹胀纳差，泄泻者，为肝脾不和。

（3）伴有月经前斑色加深，月经后减轻者，为冲任不调。

黄斑常见于黄褐斑、雀斑等。

丘疹

丘疹为表面高出皮肤的实质性损害，一般多为针尖至黄豆大小，顶部可呈尖形、圆形、扁平或中心凹陷等不同形态。

1. 丘疹色红：多属有热。

（1）丘疹色红灼热瘙痒，搔破出血者，多为血热。

（2）丘疹色红搔破出水者，多为湿热。

（3）丘疹色紫红，为热盛或热而有瘀。

（4）丘疹皮色正常或微红，上有黑头，好发于面部为肺胃瘀热。

2. 丘疹色白：多属风热。

（1）丘疹色白或瓷白色，坚实而痒多为风热。

（2）丘疹色苍白，受风着凉后出现，多为风寒。

丘疹常见于毛囊炎、湿疹、扁平苔藓、痤疮、丘疹性湿疹、荨麻疹等。

结节

结节为可触及的圆形或椭圆形局限性、实质性损害，可高出皮肤或隐于皮下，多为黄豆或核桃大小，触之坚硬碍手。

1. 痛者多属血瘀，不痛者多属痰凝。

2. 结节表面呈鲜红、红或紫红、按之疼痛者，多属气滞血郁。

3. 肤色不变，日久加深，触之坚硬，日久变软者，多为气滞、寒湿。

结节常见于结节性红斑、硬红斑、结节性痒疹、脂肪瘤、乳腺增生、瘰疬性皮肤结核、脂膜炎等。

风团

　　风团多为一过性、水肿性扁平隆起性皮损，高出皮肤，边界清楚，发病迅速，消退后不留任何痕迹。

　　1. 风团色红或粉红，受热后症状加重者，为风热。

　　2. 风团色白或瓷白色，受冷后症状加重者，为风寒。

　　3. 风团色鲜红或皮肤瘙痒，搔抓后即起红色条索状风团者，多为血热。

　　4. 风团色暗红或紫红，在腰带或表带等压迫处多见者，多为血瘀。

　　5. 风团色淡红或发白，并伴有胃肠症状者，多为肠胃湿热。

　　6. 风团色淡，时发时退，长久不愈，多为血虚。

　　风团常见于荨麻疹。

水疱

　　水疱为限局性、空腔性、含液体的隆起性皮肤损害，多为针头至黄豆大小，可孤立散在，也可集簇成群。

　　1. 水疱密集，疱液清稀充满，水疱周围无红晕多为湿盛，周围有红晕多为湿热。

　　2. 水疱破溃后流出液稀薄者为湿，流出液黏稠者为湿热。

　　3. 水疱发无定处，边界清楚，渗出少而伴有瘙痒者，为风湿。

　　4. 水疱密集，色红，疱液先清后浊者为湿毒。

　　5. 水疱色白，疱液色清，皮肤发凉者，为寒湿。

　　水疱常见于单纯疱疹、湿疹、痱子、带状疱疹等。

脓疱

　　脓疱为限局性、空腔性、内含有脓液的皮肤性损害，高出皮肤。

　　1. 发自体内，成批出现，反复发作，经久不愈，疱液淡黄，可自行干枯结痂者，为湿热。

　　2. 小如粟粒，发在红斑上，疱液有血色，无细菌，可结成脓血痂者，为营血郁热。

　　3. 外界毒邪浸淫所致，疱周有红晕，脓液混浊，流溢之处可引发新脓疱者，为毒热浸淫。

　　4. 如初起为水疱，后转成脓疱或因继发感染成脓疱，疱破易糜烂，脓液清稀者，为湿毒凝结。

脓疱常见于脓疱疮、掌跖脓疱病、银屑病等。

鳞屑

鳞屑为在脱落的上皮皮损处出现堆积的片状物。一般呈糠秕状、大片状，多为银白色、灰白色、污秽色或黄色，有油腻或干燥。

1. 鳞屑细碎呈糠秕状者，多由风邪引起。
2. 鳞屑细薄油腻者，由风湿所致。
3. 鳞屑层叠，干燥，灰白或银白，肤底色红者，为血热生风，风盛化燥。
4. 鳞屑较少，干燥、灰白或银白，其肤底色白者，为血虚生风，风盛化燥。
5. 鳞屑油腻、色黄者，为湿郁肌肤。

鳞屑常见于脂溢性皮炎、毛发红糠疹、鱼鳞症、银屑病、盘状红斑狼疮等。

皲裂

皲裂为皮肤干燥而出现的线状裂口，有时可深达真皮。

1. 平素血热，皮肤肥厚、干燥、坚硬，皲裂较深，出血者，多为血热风燥。
2. 皮损粗糙、色暗、增厚，不时从皲裂处有水渗出者，多为脾虚湿盛。
3. 皮损皲裂较深，伴有瘙痒者，多为毒邪浸淫。
4. 皲裂之处，皮肤干燥，自觉疼痛者，为气血不足。

皲裂常见于皲裂湿疹、掌跖角化症、手足皲裂、冻疮等。

糜烂

糜烂为损伤后而暴露出的潮湿面，一般多在表皮下层。

1. 疮面色淡或微红，潮湿，不时有水渗出，水清稀，多伴有脾胃虚弱者，为湿盛。
2. 疮面鲜红、湿润，渗出淡黄色脓液，流经之处起新疮，干后可形成黄色脓痂，此多受外邪而致，为湿毒。
3. 疮面色淡或暗红，渗水少而不易干，旷日长久，多为湿邪久恋。

糜烂常见于湿疹、黄水疮、囊肿性痤疮、疱疹样皮炎等。

苔藓化

苔藓化为皮肤肥厚、浸润，纹理加深，呈现革制化。

1. 皮肤呈淡褐色或灰白色，增厚、粗糙，纹理加深增宽者，多为血虚风燥。

2. 皮肤呈暗红色或紫红色，增厚粗糙，皮嵴、皮沟明显，伴瘙痒者，多为气血瘀滞。

苔藓化常见于扁平苔藓、神经性皮炎等。

瘢痕

瘢痕为深在的皮肤损害愈合后新生的结缔组织。表现为皮肤表面光亮，缺少弹性，无正常皮肤所具有的纹理、汗腺、皮脂腺、毛发等皮肤附属器。

1. 若凹于正常皮肤表面，表面光薄柔软者，为萎缩性瘢痕，多属气滞血瘀。

2. 若高出皮肤表面，表面较硬、色红者，为增生性瘢痕，多属气血凝滞和个人体质有关。

瘢痕多见于瘢痕疙瘩、结节、囊肿性痤疮等。

溃疡

溃疡的皮损可深达真皮或真皮以下，多由结节或肿瘤溃破，或直接由外伤造成。

1. 皮损处边缘色红，疮面深陷，脓汁黄稠伴有异味者，多为热毒。

2. 皮损边缘苍白，疮面浅平，脓汁色白而稀者，多为寒湿。

3. 皮损表面久不收敛，肉色灰暗，多为气血两虚。

色素异常

色素异常包括继发性色素沉着和继发性色素减退及消失。

1. 色泽较浅，呈淡褐色者，多为血虚。

2. 色泽黑褐少华无泽，多肾有瘢痕或肾之本色外露。

3. 色素减退或消失者，多为风淫、血瘀；虫咬后也会引起暂时性色素脱失。

色素异常常见于白癜风、单纯糠疹、虫咬性皮炎等。

瘙痒

瘙痒多为有风。

1. 风寒痒：每因感受风寒后，引发全身瘙痒；或汗出受到冷风后引起，遇寒或冷风加剧，时发时止，如冷激型荨麻疹。

2. 风热痒：每因感受风热后，引发瘙痒，时发时止，速发速消，遇热则加剧，如荨麻疹。

3. 风湿痒：每因感受湿邪后，引发瘙痒，瘙痒剧烈，搔抓后有脂水渗出或糜烂、溃疡，一般缠绵难愈，反复发作，多见于人体下部，如湿疹、脚癣等。

4. 血热痒：皮损色红是由体内血热，引发皮肤瘙痒，搔抓后可有血痕，受热后则瘙痒加剧，如单纯性痒疹。

5. 血虚痒：皮肤干燥，粗糙，有脱屑，久则皮肤肥厚，泛发全身，痒无定处，如老年性皮肤瘙痒症。

6. 血瘀痒：血瘀生风，引发瘙痒，皮肤粗糙，兼有色素沉积，面色晦暗，舌有瘀斑，如血瘀型荨麻疹。

7. 血燥痒：血燥生风，引发瘙痒，皮肤干燥粗糙，多鳞屑，如银屑病。

8. 虫痒：每由蚊虫等叮咬所致，有一定区域性，一般夜间较重，搔抓后可留有白痕，如虫咬性皮炎等。

9. 食痒：一些过敏体质之人，食入鱼腥海味或鸡蛋、鹅肉等异性蛋白而引发全身瘙痒，或伴有呼吸道障及腹痛，如肠胃型荨麻疹。

10. 毒痒：使用或触摸新的家具及含超标物质的化妆品，或口服某些药物，诱发皮肤瘙痒，一般同时伴有明显的皮肤症状，如接触性皮炎、风毒肿、化妆品皮炎等。

疼痛

不通则痛，一般多由邪客经络，阻塞不通，气血瘀滞引起。

1. 血瘀痛：疼痛多固定不移，皮损有结节或斑块出现，多由气血瘀滞，经络不通造成，如下肢节结性红斑。

2. 气滞痛：有串痛感，或沿肝经在两胁及小腹两侧痛，多和情志变化有关，为肝郁气滞，如乳腺增生。

3. 热痛：热盛使气血壅积，阻滞经脉，引起疼痛。多伴有皮肤发红，灼热，受热则加重，受冷则减轻，如红斑性肢痛症。

4. 寒痛：多由皮肤受寒凉后引起，肤色白或紫暗，受冷则加剧，得温暖则缓解，如冻疮。

麻木

"麻"为血不运，"木"为气不行，故气虚则木，血虚则麻。

1. 血虚风燥：气血不足，血不养肤，皮肤肥厚，感觉迟钝，如手足皲裂、银屑病等。

2. 毒邪炽盛：气血壅积不行，肤失其养，多见麻木且肿胀。

灼热

灼热多为热毒或火邪引起。

热毒壅盛：皮损处有灼热感，甚至刺痛难忍。多见于日光性皮炎或换肤后遗症。

艾灸的
美容作用

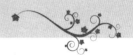

　　艾灸，在我国已有两千多年的历史，是"自然疗法"。其不仅可以治病，而且可以防病。特别是在美容美颜方面的疾病，往往用普通的方法治疗效果不佳，但用艾灸法治疗的结果，却令人刮目相看。这正如《扁鹊心书》所说："医之治病用灸，如做饭需薪，今人不能治大病，良由不知艾灸故也。"

　　艾灸的治疗，体现了"以人为本"的健康治疗理念，通过调节脏腑功能，疏通经络，调理气血，"以外治内，以内达外"，而取得令人瞩目之功效。

调气血 让容颜更美

气血是构成人体的两大基本物质，人体依赖气血的温煦、濡润、滋养以维持生机。面部亦是人体组织的一部分，正如《灵枢·邪气藏府病形》曰："首面与身形也，属骨连筋，同血合于气耳。"面部正是依靠气血的营养，面色才能红润，有光泽。正所谓"十二经络，三百六十五络，其血气皆上于面"。《四诊秘录》曰："内光灼灼若动，从纹路中映出，外泽如玉，不浮光油亮者，则为气色并至，相生无病之容状也。"

但是，《内经·调经论》说："血气不和，百病乃变化而生。"当气血不和时，面部的容颜就会受到影响，或发黄，或苍白，或焦黑，并且失去光泽，荣华颓落，面色晦暗，雀斑、少年白发等病症就会出现。

在治疗容颜上，《圣济总录》认为："服药以驻颜色，当以益血气为先。"而艾灸则没有"是药三分毒"的弊病，简简单单就可以调理气血，起到虚则补之、实则泻之、寒则温之、滞则行之的作用，找回颜面红润、细腻、光滑、富有弹性的自然美。这也正体现了明代医家龚居中在《痰火点雪》中所说："灸法去病之功，难以枚举，凡虚实寒热，轻重远近，无往不宜。"

行气血 令肌肤荣润

正常和美颜的肌肤应是细腻、光滑、红润，这主要是依赖气血的濡养和滋润。此正如《望诊遵经》所言："盖润泽者，血气之荣，光明者，润泽之著，有血气即有润泽，有润泽即有光明也。夫光明润泽者，气也。"

气血又贵在充盈和流畅。只有如此，才能通达肌肤，给其敷布营养物质，令其生机勃勃。但是，一旦出现了偏差，气血难行，或停滞不行，甚至被瘀血阻遏，则会肌肤失养而枯槁不泽，甚至出现许多疾病。如手足皲裂、鱼鳞病、小棘苔藓、皮肤瘙痒症、硬皮病、瘢痕疙瘩等。

治疗上，则应行气活血，以调气为主，理血为辅。这是因为气行则血行，气温则血滑。艾灸的独到之处，在于以其温暖之力，可以"通十二经，入三阴，理气血"，促进气血的流动通畅，使人体脏腑功能调整为正常的生理状态，发挥其输布功能，使肌肤得到营养的补充，以恢复其正常的质地和色泽。此亦如清代吴亦鼎在《神灸经纶》中所说："灸者，温暖经络，宣通气血，使逆者得顺，滞者得行，诚前圣之妙用而惠人于无穷也。"

补中气 益阳举下陷

气，是维持人体生命活动的基本物质之一，对人体的生理功能十分重要。其来源于先天之精气，又靠后天自然之气与血的濡养。正是在气的推动、温煦、防御、固摄、气化等功能的作用下，人体的脏腑、经络等组织器官才能充分发挥各自的功能，使人体健康，保持健美。

但是，一旦气虚，尤其是中气不足，则会导致各种疾病的产生。如胃下垂、子宫下垂、脱肛、崩漏、带下病、习惯性流产、过敏性紫癜、上眼睑下垂、乳房下垂、身体消瘦等疾病。

治疗上，则应补中益气，升阳举陷。艾灸则是在众多方法中的首选。《灵枢·经脉篇》说："陷下者，灸之。"《针灸易学》一书中亦说："气虚补之，针所不能为者，则以艾灸之。"事实证明，用艾灸的方法可以用来补益中气，调养五脏，对于气虚下陷所导致的疾病有很好的治疗作用。

止瘙痒 行血祛风邪

中医学认为，风为百病之长，善行而数变。风最容易侵袭人体，并且往往会结合其他外邪一起对人体造成伤害，故有所谓"风为六淫之首"一说。此为外风，当人体卫外不固时，常可乘虚而入。此外，当人体气血不调时，血热常可生风，血虚也可生风。

风邪给人体带来的伤害，不仅是瘙痒，因为"风盛则痒"，而且还会引起多种皮肤疾病。如荨麻疹、血管神经性水肿、过敏性皮炎、多形性红斑、脂溢性皮炎、皮肤瘙痒症、银屑病、白屑风、手癣以及面瘫等疾病。

治疗上，则应审证求因，方能得治。如外风袭扰，则应疏散外邪；如因血热者，则应凉血清热，以息内风；如为血虚之证，则应补血活血，以祛风，此即所谓"治风先治血，血行风自灭"。用艾灸之火，可以迅速产生热效应，行气血，温分肉，散风邪，以达到治疗的作用。《外台秘要》曰："是以御风邪以汤药、针灸、蒸熨，皆能愈疾。至于火艾，特有其能，针、药、汤、散皆所不及者，艾为最要。"又曰："诸疗之要，艾火为良，要中之要，无过此术。"

消色斑 滋阴降火邪

中医学认为，皮肤是机体的一部分，覆盖在体表，通过经络与五脏六腑相联系。当肌肤腠理遭受邪侵，必会渐趋于内；脏腑有病亦可形之于外，内外相连是一个整体，通过皮损就可知体内的变化。如当热入营血，又外受风邪，则会血滞于皮下，而为斑；或阴虚而血热上浮，灼伤孙络，亦会在肌肤的表面瘀滞而出现色斑。色斑或为红斑，或为紫斑，或为黑斑，其除了和人体的容貌美观有关，有损于美貌外，亦能反映出病邪的变化。如红斑多为血热，紫斑多为血燥，黑斑则为水亏火滞、肾的本色显露于外所致。

色斑，多是血溢脉外，在体表瘀滞而成。血，性属阴，但艾叶却可入阴经，调理气血。《本草备要》说："艾叶苦辛，……通十二经，走三阴，理气血，……以之艾火，能透诸经而治百病。"故用艾灸施治，可以清热、凉血、消斑。另外，由于艾叶味苦，故其又可起到坚阴降火、清泄虚热之妙用。经实践证明，用艾灸法可治疗雀斑、黄褐斑、黑眼圈、鼾黑斑以及药物性皮炎、夏季皮炎、丹毒、硬结性红斑、多形性红斑、冻疮等病症，而且疗效甚佳。

散寒邪 通脉止痹痛

在正常的情况下，人体的经络应是畅通的，气血是和谐的，脏腑是协调的，阴阳是平衡的。但是如果遭受到外邪的侵袭，特别是风、寒、湿之邪，就会出现痹证。《素问·痹论》说："风寒湿三气杂至合而为痹也。""痹"，就是闭阻不通之意。意指人体感受风、寒、湿等邪气，闭阻于经络脏腑，就会令气血运行不畅，不通则痛，因而出现痹证。如硬皮病、肩周炎、坐骨神经痛、脉管炎、冻疮、落枕等。

治疗上，则应散风寒，通经络。而疏散风寒之法，首选艾灸。《内经》曰："北方之人宜灸，为冬寒太旺，伏阳在内，皆宜灸之。"《扁鹊心书》亦曰："阴证害人甚速，须加艾灸方保无虞。"对于疏通经络的方法，《灵枢·官针》就明确提出："针所不为，灸之所宜。"《千金翼方》亦提出："明堂偃侧，针讫皆无不灸，凡病皆由气血壅滞不得宣通，针以开导之，灸以温暖之。"

通过艾灸的治疗，可疏风散寒，畅通经络，调和气血，变"不通则痛"为"通则不痛"。

化结聚 通络消积滞

中医学认为，升降出入是机体气体的基本运动方式，它体现了脏腑的生理功能和彼此之间的协调关系。《素问·六微旨大论》说："非出入则无以生长壮老已；非升降，则无以生长化收藏。"正是气机的升降有序，机体才能健康体壮。

但是，当机体的某一脏腑出现了问题，则会影响气机的升降，而造成气机不调。如脾不健运，则会湿邪内生，凝聚即可成痰浊，壅滞就会成为痰肿；肝主疏泄，如肝郁日久，气机不调，津液就会凝聚成痰，痰气交阻就可形成痰肿；气滞还可造成血瘀，当痰湿与瘀血互结，就可形成结聚。如突眼症、乳腺增生、甲状腺囊肿、多发性疗肿、脂肪瘤、神经纤维瘤等。

治疗上，则应理气化痰，软坚散结，活血化瘀。《灵枢·官针篇》曰："阴阳皆虚，火自当之……经陷下者，火则当之，结络结坚，火所治之。"《灵枢·官能篇》又曰："上气不足，推而扬之；下气不足，积而从之。"这说明艾灸对湿邪不化，凝聚成痰、成结聚，而停聚在皮下者，可以行气化痰，散结化瘀，令经络通畅，浊邪得化，痰肿可散。

止疼痛 行血通经络

中医学认为，疼痛是自觉症状，其多因外邪伤及经络，而产生"不通则痛"；或因虚而致的"不荣则痛"。一般常见的疼痛有热痛、寒痛、虚痛、实痛、气痛、血痛、风痛、胀痛。常见于丹毒、冻疮、疗肿、缠腰火丹后遗神经痛、红斑性肢痛症、风湿性关节炎、肢端青紫症、网状青斑等病症。

对于痛症的治疗，艾灸有非常好的疗效。《素问·刺节真邪》认为："脉中之血，凝而留止，弗之火调，弗能取之。"《灵枢·禁服》又说："陷下者，脉血结于中，中有着血，血寒故宜灸之。"

艾灸治疗痛症，是通过"穴位—经络—脏腑"这一途径，温经散寒，活血通络，调理脏腑，达到"通则不痛"的作用。

除火热 调阴阳平衡

中医学认为，在正常的情况下，人体的阴阳两方面应处于相对平衡状态。但若阴阳失去了平衡，出现了偏盛偏衰，就会有疾病发生。《素问·阴阳应象大论》说："阴盛则阳病，阳盛则阴病。阳盛则热，阴盛则寒。"火热之邪，往往是阳盛引起的。火与热为同类，火为热之渐，二者只是程度不同而已，热盛则会化火化毒。此外，火热之邪常与他邪结合而对人体造成伤害。如风热化火客于眼睑则发针眼；湿热化火则发为下肢丹毒；暑热化火则发为夏季皮炎。五脏之火，为内蕴之火，亦会致病。如心火亢盛，会生疔疮；肝火旺，会引发目赤肿痛；脾经积热，会引发单纯疱疹；肺火旺，会导致粉刺；胃火旺，会生牙龈肿痛、口臭。

对于热症的治疗，艾灸有着独到之处。此正如《医学入门》所说："热者灸之，引郁热之邪外发也。"《理瀹骈文》亦认为："若夫热证可以用热者，一则得热则行也，一则以热能引热，使热外出也，即从治之法。"临床上，一些热证，经过艾灸法治疗过后，可以将热邪、火邪从体内排出；一些体内的壅滞之证，得以散发。此亦如《素问·至真要大论》中所说："谨察阴阳所在而调之，以平为期。"

排毒素 艾灸消疮疡

疮疡，为人体体表的疾病。古人即有所谓"疮者皮外也，疡者皮内也，痈者肉之间，疽者骨之里"之说。其病因则有内因和外因之分。内因多与七情、卫气营血、脏腑病机有关；外因多是六淫为诱因。当人体肌腠感受外邪侵袭之后，必渐趋于内，导致脏腑失衡或气血不和，致使外邪易于入侵而触发。

对于疮疡的治疗，古人认为应本着"治外必本诸内，治内亦就治外"的原则，审证求因，辨证施治。而在具体的治疗方法上，则认为"外科之法，尤重外治"。特别是对于热毒侵入人体，而出现红、肿、热、痛的病症，应及时清热解毒，排出体内毒素。

在诸多的治疗方法中，艾灸法不失为首选之法。在晋代《肘后备急方》一书中就有大量用灸法治疗此种病症的案例。金元时代大医学家朱丹溪认为："火以畅达，拔引热毒，此从治之意。"刘元素也认为"疮疡者，火之属""当外灸之，引邪气出而方止"。故用艾灸之法可以用来治疗疔疮、毛囊炎、脓疱疮、风热疮、银屑病、过敏性紫癜、须疮、丹毒、臁疮等病症。

祛湿浊 艾灸保容颜

中医学认为，湿为阴邪，为造成有损容颜的病因之一。湿有内湿和外湿之分。内湿多由饮食不节，嗜食肥甘、酒酪，以及冷饮、水果等，令脾失健运，湿浊内生；外湿多由久居或劳作在潮湿之地，以令湿浊内浸肌腠而致湿疮。《叶选医衡》说："湿者，天地间阴阳蒸润之气也。所感之由，或因雾露之侵；或因阴雨所客；或因汗出粘衣，为风所阏；或因涉水行泥；为寒所郁；或因引饮过多；或以卑湿之地。有伤于皮肉筋骨，或感头面四肢；尤多患于脚腰者，盖伤湿则下先受之也；更喜侵于脾胃者，以其同气相感也。"湿邪为病多易造成急、慢性湿疹，臁疮，旋耳疮，羊胡疮，瓜藤缠，水渍疮，下肢流火等病症。

治疗湿浊引发的疾病，由于湿为阴邪，易伤阳，且性黏滞难化，故其病多缠绵。但用艾灸治之，却疗效显著。这是因为艾灸可以助阳、补阳。《圣济总录》曰："灸有补泻不可轻议，大率沉寒结冷之疾施之为宜，盖阴寒湿气凝留血脉，烫剂熨引不能浊治，方是时，唯火艾足以灼其势，岂非火能运行阳气，祛除阴邪，其效有速于药石者耶。"《扁鹊心书》亦曰："阴证害人甚速，须加艾灸方保无虞。"《流注指微赋》亦曰："淹疾延患，着艾之由。"

治未病 培元保健康

身体健康和容貌娇美是人们梦寐追求的。但在此二者中，健康是基础，而貌美是以健康为先导的。身体强健，则人的"精气神"俱在，气血充盈，肌肤靓丽，青春常驻。

但是，当前人们的生活、工作压力越来越大，快节奏亦让人们感到乏味和身体不适。但许多人却因为时间紧或看病难而无暇顾及。事实上，这些人正处在亚健康状态，如果硬撑下去，就会拖延成疾，令小疾酿成大患。

艾灸不仅能治病，而且能治未病。众所周知，春秋时孔夫子就"无病而自灸"。《千金要方》曰："凡入吴蜀地游宦，身上常须三两处灸之，勿令疮暂瘥，则瘴疠湿疟毒气不能入也，故吴蜀人多行灸法。"这说明艾灸可以预防传染性疾病。张杲在《医说》中所说的"若要安，三里莫要干"，至今仍脍炙人口，是人们治未病、预防疾病的宝贵经验。治未病，不单用于成人，对儿童同样有效。如身柱穴被称为儿童灸穴，可以预防和治疗儿童的各种疾病。日本名医代田文志就曾说："灸后能使体质变强，可是不能性急，要有耐性，才能使元气好转，身体健康。"

艾灸从古至今，一直被用作养生保健、抗老防衰、延年益寿之法。宋代名医窦材在《扁鹊心书》中说："人于无病时，常灸关元、气海……虽未得长生，亦可保百余年寿矣。"《医学入门》亦说："凡一年四季，各熏一次，元气坚固，百病不生。"据说唐代孙思邈每日坚持1次艾灸，一直活到101岁；三国时的著名医学家华佗亦每日必灸，活到90多岁时，仍手脚灵活，思维敏捷；宋代窦材本人更是爱好灸丹田穴养生保健，以致年近百岁还耳聪目明，牙齿完坚，满面红光，行动矫健。

消除烦恼灸出靓丽容颜

艾灸方法虽然古朴、简约，但其疗效却十分显著。正如《神灸经纶》所说："以治百病，效如反掌。"自然这里的"百病"既包括了直接损美性疾病和间接损美性疾病，又包括了"治未病"。艾灸已成为人们健康和美丽的首选。

Chapter

1

留住青春
做魅力女人

　　养生美容，顾名思义，就是通过调养身体而达到美容的目的。据统计，我国目前75%的人处于亚健康状态，也就是人的身体处在阴阳失衡、脏腑功能失调的初始状态，表现在面部则是面色晦暗，皮肤老化，干燥多纹，暗疮色斑增多等。这些人如仍无动于衷，毋庸置疑，美更会离其渐行渐远。

　　艾灸可以"治未病""消患于未兆""济羸劣以获安"，可使亚健康状态者转向"阴平阳秘，精神乃治"的状态。宋代名医窦材在《扁鹊心书》中说："人于无病时，常灸关元、气海……虽未得长生，亦可保百余年寿矣。"日本针灸名家代田文志在其所著的《针灸临床治疗学》一书中说："灸能预防所有的疾病，又能保持健康，使人长寿。"

皮肤老化

人的皮肤，随着年龄的逐渐增加而渐渐老化。一般年龄在30岁以后，皮肤就开始显现老化。最明显的标志是，面部皮肤开始光泽暗淡，或苍白，或焦黑，干燥少润；同时全身的肌肤也会弹性降低，干燥粗糙，纹理粗重；严重者还会出现肌肤变薄，呈革制化，枯瘪萎缩，皱纹渐深，皮肤瘙痒。

原因分析

中医学认为，肾为人体五脏六腑之大主，肾脏所藏之精是人身阴阳气血之本，对人的生长、发育、衰老起着决定性作用。人随着年龄的增加，肾之精气逐渐虚衰，则会引起皮肤的衰老而呈老化。脾胃为人之后天，脾胃的虚弱也会造成气血生化之源不足，不能荣养肌腠，加快皮肤老化；此外，情志不畅、饮食失节都会造成气机不畅，经络阻滞，使气血循行受遏，肌肤失养，而渐渐老化。

现代医学认为，皮肤老化的根本原因是皮肤细胞代谢障碍。皮肤的表皮细胞由基底层代谢到角质层需28天，但如代谢周期延长，角质层在表面停留时间过久，会造成皮肤老化、粗糙、干燥、缺少水分和光泽。如护肤品使用不当，造成表皮角质层周期过短，代谢更新过快，也会造成细胞分蘖变异、增殖膨胀而致皮肤老化。

治疗方法

艾条温和灸（雀啄灸）、艾炷隔姜灸。

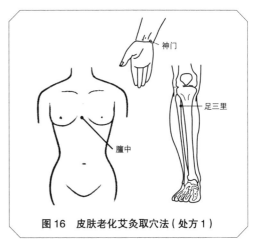

图16　皮肤老化艾灸取穴法（处方1）

处方1 艾条温和灸（雀啄灸）

取穴　（图16）

膻中：前正中线，平第4肋间隙，两乳头连线的中点。

足三里：犊鼻穴下3寸，胫骨前嵴外1横指处。

神门：腕横纹尺侧端，尺侧腕屈肌腱的桡侧凹陷处。

方解

膻中为任脉腧穴，任脉又被称为"血海"，其又为心包经募穴，为手太阳、手少阳、足太阴、足少阴、任脉之会穴，故可通五经之经气，补益气血，濡养肌腠；足三里为足阳明经之合穴，阳明经多气多血，故足三里为后天之根，补五脏六腑之虚损，以濡养肌肤，故《望诊遵经》说："盖润泽者，血气之荣。"神门为手少阴心经之腧穴，心主血脉，《难经》说："脉不通则血不流，血不流则血泽去。"故其可通血脉，养肌肤。

方法

艾条温和灸或雀啄灸，隔日1次，每穴灸 5 ~ 15分钟，10次为 1 个疗程；艾炷非化脓灸，隔日1次，每穴施灸5 ~ 7壮，每10次为1个疗程。

处方2 艾炷隔姜灸

取穴 （图17）

滑肉门：当脐中上1寸，前正中线旁开2寸。

足三里：犊鼻穴下3寸，胫骨前嵴外1横指处。

合谷：在手背，第1、2掌骨间，当第2掌骨桡侧的中点处。

方解

滑肉门、足三里皆为足阳明经腧穴，合谷为手阳明经腧穴，手、足阳明经皆多气多血，故可濡养肌肤，令其细腻。

方法

取鲜姜，切成1元硬币厚，在上面穿几个孔；将姜片放到穴位上，再放上艾炷，点燃。每穴灸3~7壮，隔日施灸1次。

处方3 艾条温和灸

取穴 （图18）

关元：脐下3寸。

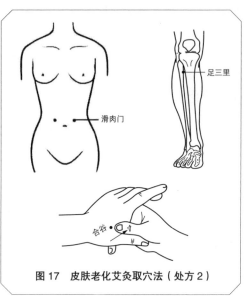

图 17 皮肤老化艾灸取穴法（处方 2）

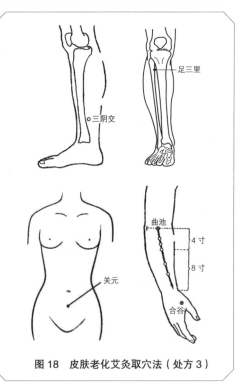

图 18 皮肤老化艾灸取穴法（处方 3）

足三里：犊鼻穴下3寸，胫骨前嵴外1横指处。

三阴交：内踝尖直上3寸，胫骨内侧面后缘。

曲池：屈肘，尺泽与肱骨外上髁连线的中点处。

合谷：在手背，第1、2掌骨间，当第2掌骨桡侧的中点处。

（方解）

关元为任脉腧穴和足三阴经交会穴，故其可滋养肌肤；足三里为足阳明经腧穴，合谷为手阳明经穴，二穴可补益气血，濡养肌肤；三阴交为脾经腧穴，是足三阴经交会穴，可调理足三阴经之经气，行气养血润肤；曲池为手阳明之合穴，可以清泻浊毒，而益肌肤。

（方法）

点燃艾条，在以上穴位施温和灸，每穴灸10～15分钟，隔日1次。

注意事项

1. 保持乐观情绪，心胸豁达。
2. 饮食应多样化，保证营养的均衡。
3. 少食辛辣等刺激性食物。
4. 注重劳逸结合，生活要有规律。
5. 做好皮肤的护理，定期做养护。

皱纹

人伴随着年龄的增长，会在不知不觉中脸上出现褶皱，这也就是人们常说的皱纹。皱纹是皮肤老化的开始，如此时不采取措施加以养护，随之进一步发展，皱纹就会不断加深，逐渐形成皱襞，也就是日常所说的"褶子"。皱纹在面部出现的顺序一般为额、上下睑、外眦、耳前区、颊、颈部、颏、口周。

原因分析

中医学认为，心主血脉，脾为气血生化之源。若思虑太过，心脾两伤，则会气血亏乏；或七情不调，肝失疏泄，以致气机阻塞，血行不畅；或饮食不节，五味偏嗜，以使湿热蕴积，上蒸肌肤而皮槁生皱。

现代医学认为，皱纹的出现，多和年龄及表情肌、重力等有关。人面部皱纹的出现，与表情肌的活动相关，当表情肌收缩时，面部就会出现皱纹；但当表情肌松弛后，皱纹则会很快消失。它可随着年龄的增加，人的皮肤渐渐老化，皮肤的张力降低，真皮中的弹力纤维也日趋变性和老化。这就使得人的表情肌在松弛后，皮肤也不能复原，而出现了皱纹。加之，面部肌肉以及皮肤在重力作用下而下沉，再加上风吹日晒、不良习惯等都会使皱纹日益加深。

治疗方法

艾条温和灸、艾炷隔姜灸。

处方1 艾炷隔姜灸

取穴 （图19）

神阙：脐中央。

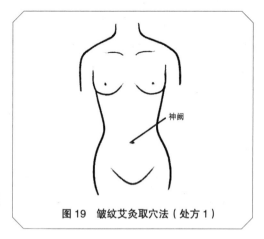

图19 皱纹艾灸取穴法（处方1）

方解

神阙内通六腑，可以健脾胃，益气血，养肌肤。

方法

取鲜姜，切成1元硬币厚，中间穿几个孔；将姜片放到神阙上，再在姜片上放艾炷，点燃；每次灸3～5壮，隔日艾灸1次。

处方2 艾条温和灸

取穴 （图20）

百会：后发际正中上7寸，当两耳尖直上，头顶正中。

印堂：两眉头连线的中点。

阳白：目正视，瞳孔直上，眉上1寸。

下关：在面部，颧弓下缘中央与下颌切迹之间凹陷处。

颧髎：目外眦直下，颧骨下缘凹陷处。

翳风：在颈部，耳垂后方，乳突下端前方凹陷中。

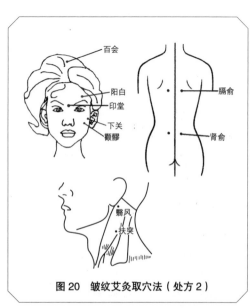

图20 皱纹艾灸取穴法（处方2）

扶突：在胸锁乳突区，横平喉结，当胸锁乳突肌的前、后缘中间。

膈俞：第7胸椎棘突下，旁开1.5寸。

肾俞：第2腰椎棘突下，旁开1.5寸。

阿是穴：病灶区域。

方解

百会为督脉腧穴，可益气升阳，促进气血运行，以润养肌肤；印堂为经外奇穴，可改善额部气血，而消额纹；阳白为足少阳胆经腧穴，可以活气血，养肌肤，排毒邪；下关为足阳明胃经腧穴，阳明经多气多血，故可养血润肤；颧髎为手太阳小肠经穴位，可行气活血；翳风为手少阳三焦经穴位，可理气通络；扶突为手阳明经穴，可行气血，养肌肤；膈俞、肾俞皆为膀胱经穴，可以活血通络，养精益髓；阿是穴可直达病所。

方法

每次选取2～3个穴位施术，余穴轮流选取；点燃艾条，对选取穴位施温和灸。每穴灸10～15分钟，以局部皮肤潮红为度。每日或隔日治疗1次。

处方3 艾条温和灸

取穴 （图21）

印堂：两眉头连线的中点。

阳白：目正视，瞳孔直上，眉上1寸。

下关：在面部，颧弓下缘中央与下颌切迹之间凹陷处。

颊车：下颌角前上方1横指凹陷中，咀嚼时咬肌隆起最高点处。

颧髎：目外眦直下，颧骨下缘凹陷处。

曲池：屈肘，尺泽与肱骨外上髁连线的中点处。

神阙：脐中央。

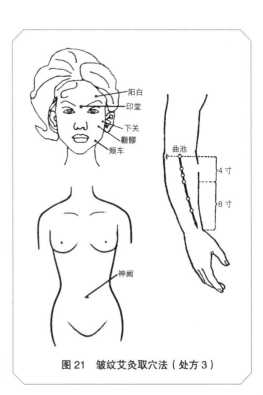

图21 皱纹艾灸取穴法（处方3）

方解

印堂为经外奇穴，可改善面部气血运行；阳白、下关、颊车、颧髎皆为面部腧穴，可改善局部气血；曲池为手阳明经腧穴，阳明经多气多血，其上循面部，故可濡养面部肌肤；神阙为任脉腧穴，其又内联脏腑，故可调脏腑阴阳，调面部气血，而养肤防皱。

方法

艾条温和灸，除神阙隔姜灸外，余穴直接施灸，每穴施灸10～15分钟，灸至皮肤潮红止。隔日治疗1次，10次为1个疗程。

注意事项

1 保持良好情绪，养成平和心态。
2 平日注重护理皮肤，可每周护理1次。
3 要养成良好的生活习惯，改掉一些不良动作或习惯性动作，减少夜生活。
4 对由于一些疾病引起的习惯性动作，要及时治疗疾病，以除后患。
5 少吸烟、饮酒及少吃辛辣食物。

小贴士

皱纹反映健康状况

据《中国妇女报》报道，有关医学专家研究指出，不同的皱纹形成能反映出不同的健康状况。不妨仔细观察一下自己的皱纹。

1. 面颊出现斜纹，查查有无高血压。
2. 额头出现短的横纹，是神经衰弱、抑郁、焦躁的反应。
3. 眉间纹是鼻窦不太好的征兆。
4. 眼角鱼尾纹密，是听力下降、偏头痛的表现。
5. 眼袋严重是需要补肾。
6. 上眼皮皱纹密，是心脏不好的征兆。
7. 鼻梁出现皱纹，是膀胱和肾有病。
8. 有嘴角纹，下巴有深纹，得查查肠胃。
9. 颈部皱纹深，查查颈椎和新陈代谢系统。

雀斑

雀斑，中医学又称为"雀子""雀儿斑"，是以面部皮肤生有黄褐色斑点为特征的皮肤病。其临床多表现为皮损呈淡黄或淡黑色针尖至芝麻大小圆形或椭圆形斑点，数目多少不定，散在或密集，对称分布，不融合，无自觉症状。夏季或日晒后加重。本病好发于面部，偶见于肩、背部。清代《医宗金鉴·外科心法要诀》说："此痣生于面上，其色淡黄，碎点无数，由火郁于孙络之血分，风邪外搏，发为雀斑。"本病多有家族史，且女性多于男性。

原因分析

中医学认为，此症多由禀赋不强，肾水不足，虚火上炎，火郁孙络；或肌腠不密，卫外不固，风邪外袭，风邪外搏，客于肌肤。《外科证治全书》曰："生面部，碎点无数，其色淡黄或淡黑，乃肾水不荣于上，浮火结滞而成。"

现代医学认为，此症多为染色体显性遗传，多见于女性，常发于7岁左右，日晒后加重，闭经后减轻。

治疗方法

艾条温和灸。

取穴（图22）

颧髎：目外眦直下，颧骨下缘凹陷处。

颊车：下颌角前上方1横指凹陷中，咀嚼时咬肌隆起最高点处。

印堂：两眉头连线的中点。

下关：在面部，颧弓下缘中央与下颌切迹之间凹陷处（闭口有凹陷，张口则无）。

曲池：屈肘，尺泽与肱骨处上髁连线的中点处。

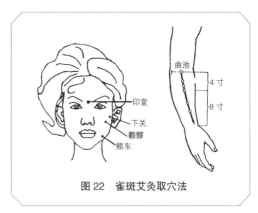

图22 雀斑艾灸取穴法

方解

颧髎为手太阳小肠经腧穴，又为手太阳、少阳经之交会穴，可以凉血，消风，散斑；颊车、下关皆为足阳明胃经腧穴，可以行气活血，通经络；印堂为经外奇穴，可以疏通面部经络气血；曲池为手阳明经合穴，可以疏风清热泻火。

方法

点燃艾条，在以上穴位施温和灸，每穴施灸10～15分钟，灸至以皮肤潮红为宜。每日或隔日治疗1次。

注意事项

① 夏日应避强烈日光，可打伞或戴遮阳帽。
② 少食用辛辣食物，禁烟酒。
③ 妇女怀孕时应少吃辛辣食物，多食蔬菜和水果。

小贴士

治疗雀斑小方三则

1. 将鲜胡萝卜切碎挤汁，取 10 ~ 30 毫升，每日早、晚洗完脸后涂抹，待干后洗净。此外，每日喝 1 杯胡萝卜汁，可美白肌肤。
2. 洗脸时，在水中加入 1 ~ 2 汤匙食醋，有减轻色素沉着的作用。
3. 用干净的茄子皮敷脸，一段时间后，小斑点就不那么明显了。

黑眼圈

黑眼圈，中医学又称其为"两目暗黑""睑魇"，西医学称之为"眶周着色过度症"。其是以眼眶周围皮肤变黑，状如熊猫眼为特征的皮肤病。临床表现为眼睑周围皮肤颜色加深，渐呈青黑色或暗褐色，边缘清晰，状似熊猫；同时可伴有面少光泽，皮肤粗糙，体乏无力，腰膝酸软，五心烦热等症。一般多见于成年人，男女均可罹患，常有家族史。

原因分析

中医学认为，其病因多因禀赋不强，肾水亏虚，虚火上炎，肌肤失养；或长期劳作，过度疲劳，脾失健运，痰浊内生，阻遏经络，精气不能上濡于目所致。《医家正眼》曰："目胞黑者，痰也。"

现代医学认为，黑眼圈多因长期熬夜，过度疲劳，以使眼睑处于长期紧张收缩状态，使得皮下结缔组织的血管充血和静脉回流不畅，引起黑眼圈。此外黑眼圈还和内分泌及代谢障碍、肾上腺皮质功能紊乱及遗传因素等有关。

治疗方法

艾条温和灸。

取穴 （图23）

尺泽：肘横纹上，肱二头肌腱桡侧
缘凹陷中。

方解

尺泽为手太阴肺经之合穴，"肺主皮
毛""肺朝百脉"，故其可通经络，旺气
血，濡养于目。

方法

点燃艾条，对以上穴位施灸，每穴
灸5～15分钟，每日1次，7次为1个疗程。

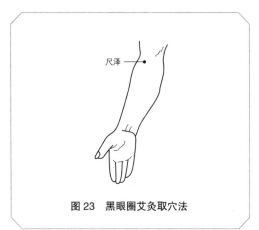

尺泽

图23 黑眼圈艾灸取穴法

注意事项

① 保持愉快心情，忌忧思恼怒。
② 按时睡眠，保证充足的睡眠时间，切忌熬夜。
③ 爱护眼睛，防止眼疲劳。

 小贴士

苹果炖鱼去黑眼圈

方法：取苹果2个（去核、皮）切成瓣，并用清水浸泡。另取洗净的100克草鱼块，
用小火煎至两面稍黄，倒入黄酒2克，加入150克瘦肉片，10克红枣，加入清汤，用中
火炖至汤稍白，加入苹果，调入盐8克、味精2克、胡椒粉少许，再炖20分钟即可出锅
食用。此方对肾亏体虚或睡眠不足等引起的黑眼圈有明显的改善作用。

肌肤细润

一般来说，女性的肌肤应是细腻、润泽、光滑，这也是肌肤自然美的标志。但如
因种种原因使肌肤变得粗糙、晦暗，缺少光泽、弹性，这即是中医所说的"皮毛枯

槁"，则应立即查找原因，以内达外，迅速令肌肤得到改观。

原因分析

中医学认为，肌肤是依赖气血濡养的，气血充盛则肌肤润泽、细腻。《望诊遵经》说："盖润泽者，血气之荣，光明者，润泽之著，有血气即有润泽，有润泽即有光明也。"气血的盛衰则又与肺脾二脏有关，肺主宣发肃降，通调水道，脾主化生，如二脏气衰，则会气血不足，肌肤失养；或情志内伤，气机逆乱，血不养肤；或痰湿内盛，阻遏经络，以致气血难行，血失输布。

现代医学认为，肌肤的细腻或粗糙与先天遗传因素有关，但大部分则是由后天造成。一般多由体内荷尔蒙失调，乱用化妆品，长时间暴晒、浸泡以及多种原因引起的血液循环障碍，皮脂腺分泌失调等导致。

治疗方法

艾条温和灸（雀啄灸）、艾炷非化脓灸、温灸盒灸。

 艾条温和灸（雀啄灸）

 （图24）

滑肉门：当脐中上1寸，前正中线旁开2寸。

合谷：在手背，第1、2掌骨之间，当第2掌骨桡侧的中点处。

方解

滑肉门、合谷分别为手足阳明经之腧穴，阳明经多气多血，合谷为手阳明经之原穴，对大肠排泄毒素有促进作用；滑肉门可补益气血，润泽肌腠。

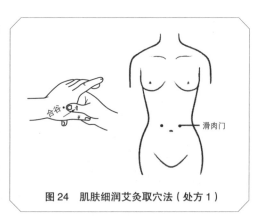

图24 肌肤细润艾灸取穴法（处方1）

方法

艾条温和灸或艾条雀啄灸，每穴施灸5～15分钟，每日1次，10次为1个疗程；艾炷非化脓灸，每穴施灸4～6壮，每日施灸1次，10次为1个疗程。

处方 2 艾条温和灸（雀啄灸）

取穴 （图25）

肺俞：第3胸椎棘突下，旁开1.5寸。

肝俞：第9胸椎棘突下，旁开1.5寸。

滑肉门：当脐中上1寸，前正中线旁开

2寸。

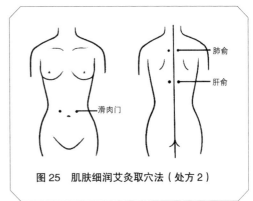

图25　肌肤细润艾灸取穴法（处方2）

方解

肺俞、肝俞皆为膀胱经腧穴，分别为肝和肺的背俞穴，肺俞为肺气之街，主一身之气，能宣能散，能补能敛，"肺主皮毛"，可令皮肤润泽，而扫除阴霾；肝俞可藏血，能滋阴补血，疏通经络，养血润肤；滑肉门为足阳明经腧穴，阳明经多气多血，故其能补益气血，荣养肌腠。

方法

艾条温和灸或艾条啄灸，每穴施灸5~15分钟，每日1次，10次为1个疗程；艾炷非化脓灸，每穴灸5~7壮，每日1次，每10次为1个疗程。

处方 3 艾条温和灸（艾炷非化脓灸、温灸盒灸）

取穴 （图26）

中脘：脐中上4寸，前正中线上。

气海：脐中下1.5寸，前正中线上。

肺俞：第3胸椎棘突下，旁开1.5寸。

心俞：第5胸椎棘突下，旁开1.5寸。

膈俞：第7胸椎棘突下，旁开1.5寸。

肝俞：第9胸椎棘突下，旁开1.5寸。

脾俞：第11胸椎棘突下，旁开1.5寸。

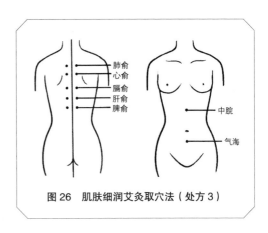

图26　肌肤细润艾灸取穴法（处方3）

方解

中脘、气海为任脉腧穴，任脉为"阴脉之海"，中脘又为胃之募穴，为后天之本，气海又为气会之穴，二穴可补益气血；肺俞、心俞、膈俞、肝俞、脾俞皆为膀胱经腧穴，肺俞为肺之背俞穴，肺主皮毛，可主肌肤之润泽；心俞为心之背俞穴，心主血脉，可益气活血；膈俞为血会之穴，可行气活血；肝俞为肝之背俞穴，肝藏血，故可调节血液濡养肌肤；脾俞为脾之背俞穴，脾为气血生化之源，可生气血养肌肤。

每次选取3～4穴，余穴轮取。艾条温和灸，每穴施灸5～15分钟，隔日1次，10次为1个疗程；艾炷非化脓灸，每穴施穴3～5壮，隔日1次，10次为1个疗程；温灸盒灸，每穴施灸20～30分钟，隔日1次，10次为1个疗程。

注意事项

① 注意饮食结构的合理性，保证营养。
② 经常吃一些对皮肤润泽、细腻的食物，如芝麻、核桃、红枣、黄豆、花生、樱桃、桂圆等。
③ 忌食辛辣、烧烤及刺激性食物。

秀发固发

秀发固发，就是保持头发的浓密，使其不易脱落，以及乌黑、润泽、柔软、富有弹性。

一般来说，人的头发每天都在脱落，大约每天脱落数根至数十根，但不超过100根，都属正常范围内；由于人在每天脱落头发的同时，也会有新的头发生长出来，二者大约是数量相同的，如此维持头发的新陈代谢。但由于某种原因，这种平衡被打破，也就是新生的头发数量少于脱落的头发，就会使头发日渐稀疏。

原因分析

宋代《圣济总录》曰："论曰肾主骨髓，脑为髓海。发者，脑之华髓之所养也。"故肾和头发的关系十分密切。先天禀赋不强，肾精不足，发失充养，则毛发发黄、稀疏；如七情不调，肝郁化热化火，热入营血，则血热生风发落；或过食辛辣、烧烤食物，湿热内蕴，上蒸头顶，蒸蚀发根，令发脱落。

现代医学则将脱发分为暂时性和永久性两种。暂时性脱发是毛囊没有被破坏，只是由于供血不足，毛囊营养不良，而造成脱发，经过治疗后新发可再生；永久性脱发则是毛囊结构受到了破坏，以致新发不可再生。

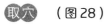 治疗方法

艾条温和灸、艾炷非化脓灸。

处方 1 艾条温和灸

取穴 （图 27）

百会：后发际正中上7寸，当两耳尖直上，头顶正中。

四神聪：百会穴前、后、左、右各1寸处。

脾俞：第11胸椎棘突下，旁开1.5寸。

肾俞：第2腰椎棘突下，旁开1.5寸。

足三里：犊鼻下3寸，胫骨前嵴外1横指处。

方解

百会为督脉之腧穴，又为手、足三阳经与督脉之交会穴，有升阳益气、养血生发之功；四神聪为经外奇穴，可消风通络；脾俞、肾俞皆为足太阳膀胱腧穴，又为脾、肾之背俞穴，可滋阴凉血，养血秀发；足三里为足阳明胃经之腧穴，阳明经多气血，故其可补益气血，濡养毛发。

方法

点燃艾条，对以上腧穴施温和灸。头部穴位需分理开头发，暴露穴位施灸。每穴灸10~15分钟，以局部皮肤潮红为度，每日施灸1次。需要注意的是，施灸时最好选择在每晚的酉戌时（17~21时），此时效果佳。

处方 2 艾炷非化脓灸

取穴 （图 28）

中脘：脐中上4寸，前正中线上。

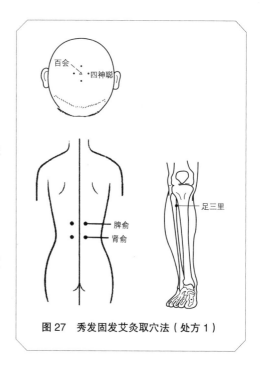

图 27 秀发固发艾灸取穴法（处方 1）

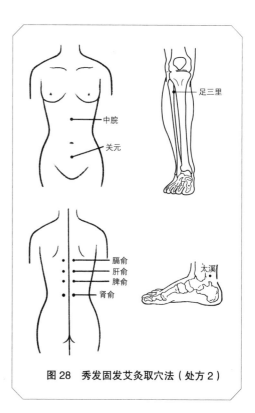

图 28 秀发固发艾灸取穴法（处方 2）

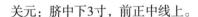
关元：脐中下3寸，前正中线上。

膈俞：第7胸椎棘突下，旁开1.5寸。

肝俞：第9胸椎棘突下，旁开1.5寸。

脾俞：第11胸椎棘突下，旁开1.5寸。

肾俞：第2腰椎棘突下，旁开1.5寸。

足三里：犊鼻下3寸，胫骨前嵴外1横指处。

太溪：内踝尖与跟腱之间凹陷处。

方解

中脘为胃之募穴，又为六腑会穴，可以补气血、养毛发，又可排污垢、消风润燥；关元为任脉和足三阴经交会穴，可以滋阴乌发；膈俞、肝俞、脾俞、肾俞皆为膀胱经腧穴，膈俞又为血会穴，其余分别为肝、脾、肾之背俞穴，可以通经络，补气血，凉血消风，濡养毛发；足三里为足阳明经合穴，可补气血；太溪为肾经原穴，可益肾经，乌发固发。

方法

将以上穴位用酒精棉球消毒，再涂布少量蒜汁或凡士林。再将艾炷放到穴位上，点燃施灸。每穴灸3～5壮，每周施灸1次。

注意事项

❶ 洗头不可用碱性强的洗发液，不要烫发、染发，更不可用电吹风机吹头发。

❷ 加强营养，多吃一些如黑豆、乌枣、黑木耳、黑芝麻、黑米等食品。

❸ 保持心情舒畅，切忌忧、思、恼、怒。

❹ 可经常做头部指压、梳理、点穴、扣打等保健按摩。

❺ 忌食辛辣、油腻、浓茶、浓咖啡及烟酒。

小贴士

广东省中医院皮肤科朱培成主任建议每天自我按摩头皮可防脱发。

方法：两手十指分开，用指头先由前额向后脑稍加用力梳理数次，再从头顶正中向两侧鬓角及后脑部梳理，使头皮血液流通。食指或拇指点按太阳、风池、风府、百会穴，再用双手指腹轻轻叩打头部皮肤。

乌发润发

人的头发应该是润泽、光亮、柔软、富有弹性。但是由于种种原因，有些人的头发却干枯、细黄，甚至年纪轻轻却已生白发。对此，则应乌发润发，使之得以改变，以达头发黑亮的效果。

原因分析

隋朝《诸病源候论》曰："血气盛，发则光润，若虚，则血不能养发，故发无润泽也。"宋代《圣济总录》亦曰："足少阴血气盛，则发润泽而黑。"这说明肾气盛，气血充盈则发润泽。但先天禀赋不强，肾气亏虚；或后天失养，久病体弱；或失血过多，气血不足，伤阴耗液，皆可使毛发失于濡养而枯槁。

现代医学认为，由于营养不良、营养失调造成维生素A缺乏或蛋白质缺乏；或化学物的伤害，如染发、烫头；或物理因素的伤害，日晒造成紫外线的伤害，以及过度疲劳、长期失眠等都会对头发造成伤害而干枯早白。

治疗方法

艾条温和灸、艾条雀啄灸、艾炷非化脓灸。

处方1 艾条温和灸或艾条雀啄灸

 （图29）

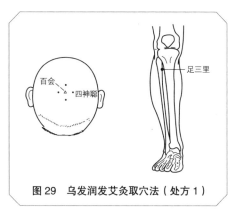

图29 乌发润发艾灸取穴法（处方1）

百会：后发际正中上7寸，当两耳尖直上，头顶正中。

四神聪：百会穴前、后、左、右各1寸处。

足三里：犊鼻下3寸，胫骨前嵴外1横指处。

百会为督脉腧穴，又为诸阳经之交会穴，可泽发乌发；四神聪为经外奇穴，又位于头部，可益气血而养毛发；足三里为足阳明之腧穴，可补气血，养毛发。

方法

施艾条温和灸或雀啄灸，每穴施灸10～15分钟，以局部潮红为度，每日1次，

10次为1个疗程。

处方 2 艾条温和灸、艾炷非化脓灸

取穴 （图30）

百会：后发际正中上7寸，当两耳尖直上，头顶正中。

中脘：脐中上4寸，前正中线上。

脾俞：第11胸椎棘突下，旁开1.5寸。

肾俞：第2腰椎棘突下，旁开1.5寸。

足三里：犊鼻下3寸，胫骨前嵴外1横指处。

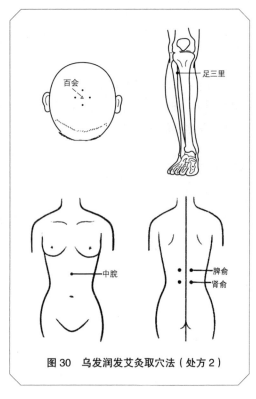

图30 乌发润发艾灸取穴法（处方2）

方解

百会位于头部，可疏通局部经络气血；中脘为胃之募穴，可补气养血乌发；脾俞、肾俞为膀胱经腧穴，脾俞又为脾之背俞穴，可补血润发；肾俞为肾之背俞穴，可补肝肾，乌发润发；足三里可补气养血润发。宋代《太平圣惠方》曰："血气盛则光泽。"

方法

艾条温和灸，每穴施灸10～15分钟，隔日治疗1次，每10次为1个疗程；艾炷非化脓灸，每穴施灸3～5壮，隔日治疗1次，7次为1个疗程。

👤 注意事项

① 不可用碱性过强的洗发液。

② 调节情志，不可过度忧思恼怒。

③ 劳逸集合。

④ 可多食含蛋白质、碘、钙的鱼、肉、海带、紫菜、豆类，以及含铁多的芹菜、油菜、胡萝卜、苋菜、红枣等。

多用铜餐具可防白发

研究发现，人体缺铜是引起头发变白的主要原因之一。专家建议，除了多吃动物肝脏、贝类、食用菌类、果仁、杏、燕麦等含铜丰富的食物外，还应多使用铜制器皿，以防白发早生。

美眼明目

美眼明目，是指提高眼睛视力和明亮程度，使眼睛黑白分明，晶莹明亮，光彩有神。

眼睛是人体的重要器官，其不但可以视万物，而且美丽的眼睛还可以增加人的神韵，对人的容貌起着至关重要的作用。眼睛的美丽是指眼的形态、明亮程度、视觉功能、灵活状态等的综合表现。

原因分析

中医学认为，眼为五脏六腑之精气所注。若眼目昏暗，视物不清、转动迟缓，多由肝肾亏虚，目失所养；或先天禀赋不强，体弱多病，气血亏虚；或用眼过度，劳力伤神，目失所养。《灵枢·大惑论》曰："目者，五脏六腑之精也，……是故瞳子眼黑法于阴，白眼赤脉法于阳也，故阴阳合传而精明也。"

现代医学认为，造成人的视觉功能不正常，多因长期工作、学习以及玩电脑、手机上网等造成眼睛疲劳、视力减退的屈光不正所引起的，应尽早预防。

治疗方法

艾条雀啄灸、艾条温和灸。

处方1 艾条雀啄灸

取穴 （图31）

四白：目正视，瞳孔直下，当眶下孔凹陷处。

阳白：目正视，瞳孔直上，眉上1寸。

瞳子髎：目外眦外侧0.5寸凹陷中。

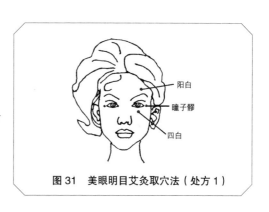

图31 美眼明目艾灸取穴法（处方1）

方解

　　阳白、瞳子髎为足少阳胆经腧穴，四白为足阳明胃经腧穴，三穴又都位于眼周，故可调理眼区的经络，运气血而濡目美睛。

方法

　　点燃艾条，在以上穴位施雀啄灸，每穴灸10～15分钟，以局部潮红为度。每日治疗1次。

处方2 艾条温和灸

取穴　（图32）

　　肝俞：第9胸椎棘突下，旁开1.5寸。
　　肾俞：第2腰椎棘突下，旁开1.5寸。
　　光明：外踝尖上5寸，腓骨前缘。
　　三阴交：内踝尖上3寸，胫骨内侧缘后际。

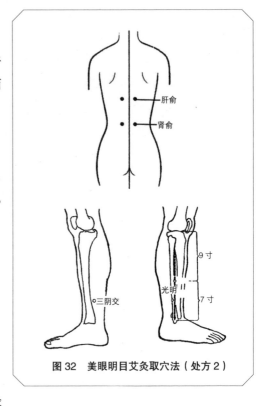

图32　美眼明目艾灸取穴法（处方2）

方解

　　肝俞、肾俞皆为膀胱经腧穴，又分别为肝和肾的背俞穴，二穴可以滋补肝肾，养阴明目；光明为胆经腧穴，是明目的专用穴；三阴交是足三阴经交会穴，可以调理肝、脾、肾之经气，生气血，以养目窍。

方法

　　点燃艾条，对以上穴位施温和灸，每穴施灸10～15分钟，以潮红为度。每日艾灸1次。

处方3 艾条温和灸

取穴　（图33）

　　晴明：目内眦内上方眶内侧壁凹陷中。
　　瞳子髎：目外眦外侧0.5寸凹陷中。

四白：目正视，瞳孔直下，当眶下孔凹陷处。

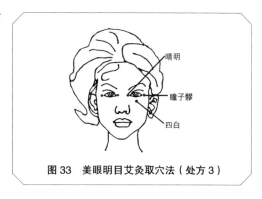

图33 美眼明目艾灸取穴法（处方3）

晴明、四白、瞳子髎皆为眼周腧穴，可疏调眼部经络气血，濡养目窍。

艾条温和灸，每穴施灸5～15分钟，以局部潮红为度，每日或隔日治疗1次。

注意事项

1. 保护眼睛，注意眼睛卫生。
2. 注意眼睛保护。
3. 注意眼睛保健，经常做眼部保健按摩。
4. 经常做眨眼动作，切忌"目不转睛"。
5. 多吃各种水果、绿色蔬菜、鱼和鸡蛋。
6. 睡眠充足，不熬夜。

美耳聪耳

美耳聪耳，是指耳的外观与听力的正常，是人体美之重要组成部分。耳聪，即指听力正常，没有重听或耳鸣；耳美则指耳廓大小、厚薄正常，皮肤明润，没有冻疮、湿疹等耳部皮肤损伤。

原因分析

中医学认为，肾开窍于耳，少阳经行于耳，故耳与肝、胆、肾的关系极为密切。禀赋不强，肾精不足；或体弱多病，气血亏虚；或七情不调，肝胆火旺，上扰清窍；或痰湿内生，阻塞耳窍，皆可造成耳窍失聪或浸淫耳廓。隋朝《诸病源候论》曰："肾为足少阴之经，而藏精气通于耳。耳，宗脉之所聚也。若精气调和，则肾脏强盛，耳闻五音；若劳伤气血，兼受风邪，损于肾脏，耳精脱，精脱者则耳聋。"

现代医学则认为，耳部听力神经衰弱或受伤，则会产生重听；耳部或脑部血液循环异常，以及过度疲劳或睡眠不足，则会产生耳鸣。通常是外面没有声音，耳朵也会感觉"嗡嗡"响，或者外面有声音听不到而只感到耳朵响。

治疗方法

艾条温和灸、温灸盒灸。

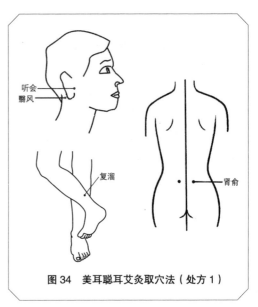

图 34 美耳聪耳艾灸取穴法（处方 1）

处方 1 艾条温和灸

取穴 （图 34）

听会：耳屏间切迹与下颌骨髁状突之间的凹陷中。

翳风：在颈部，耳垂后方，乳突下端前方凹陷中。

肾俞：第2腰椎棘突下，旁开1.5寸。

复溜：内踝尖上2寸，跟腱的前缘。

方解

听会为足少阳胆经腧穴，又位于耳周，翳风为手少阳三焦经腧穴，少阳经通耳内，故二穴可散邪聪耳；肾俞为肾之背俞穴，复溜为肾经腧穴，二穴可补肾填精，上荣耳窍。

方法

点燃艾条，在上述穴施温和灸。每穴灸10～15分钟，以局部皮肤潮红为度，隔日艾灸1次。

处方 2 温灸盒灸

取穴 （图 35）

肝俞：第9胸椎棘突下，旁开1.5寸。

肾俞：第2腰椎棘突下，旁开1.5寸。

命门：第2腰椎棘突下，后正中线上。

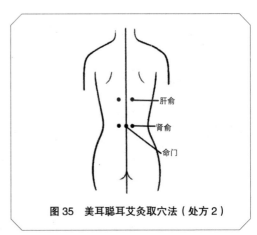

图 35 美耳聪耳艾灸取穴法（处方 2）

方解

肝俞、肾俞皆为膀胱经腧穴，二穴

又分别为肝与肾的背俞穴，故二穴可以补肝肾，濡耳窍；命门为督脉腧穴，可以补肾益精，上达于耳。

方法

取艾条2段，各长1.5厘米左右，点燃，放于温灸盒内。再将温灸盒放在穴位上施灸，每穴灸20～25分钟。隔日艾灸1次。

注意事项

1 调节情志，忌忧、思、恼、怒。
2 起居有序，决不可昼夜颠倒。
3 节房事，不纵欲。
4 饮食有节，不可过食煎炸、烧烤及辛辣食物。

美齿固齿

美齿固齿，即牙齿排列整齐，洁白晶莹，没有色素沉积，更无牙齿松动、脱落等。皓洁、整齐而富有光泽的牙齿，为人的美貌增添了光彩，也为其提高了形象。一口洁白的牙齿，可让人放心地尽展笑颜。

牙齿，不仅关系到人的容貌美，而且其是人体消化系统的第一关，负责咬切和磨碎食物；其还对人的发音起到辅助作用，被称为"户门"，因而被历代医家所重视。

原因分析

中医学认为，牙齿和肾的关系最为密切。宋代《圣济总录》曰："人之肾气强盛，骨髓坚固，则齿牙莹白璀璨。"故牙齿出现了缺陷，多由禀赋不强，肾精不足，或年老体弱，气血衰耗；或饮食不节，嗜食辛辣、烧烤，湿热内蕴，上腾熏蒸，以使牙齿松动、脱落，并齿垢黄或黑。《圣济总录》曰："肾气虚弱，骨髓不固，气血衰耗，不能荣润于牙齿，故令牙齿黯黑。"

现代医学认为，儿时过多服用四环素、土霉素等类药物，造成四环素牙，使牙体表面的釉质出现凹凸不平的缺损，牙齿亦呈黄色或棕黄色；慢性氟中毒也会导致牙齿变色，凹凸不平；此外吸烟、喝浓茶也会使牙齿发黄、发黑。

治疗方法

艾条温和灸。

取穴　（图 36）

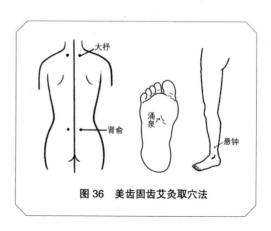

图 36　美齿固齿艾灸取穴法

大杼：第1胸椎棘突下，旁开1.5寸。

肾俞：第2腰椎棘突下，旁开1.5寸。

悬钟：外踝尖上3寸，腓骨前缘。

涌泉：屈足卷趾时足心最凹陷处。

方解

大杼、肾俞皆为膀胱经腧穴，大杼为骨会穴，而肾俞为肾之背俞穴，肾主骨，故二穴可以固齿美齿；悬钟为胆经腧穴，又为八会穴之髓会穴，故可益髓健齿；涌泉为肾经之井穴，可补肾精，益气血，坚牙齿。

方法

点燃艾条，先在悬钟、涌泉穴施灸，每穴灸3～5分钟，灸至局部红晕为度；再施灸大杼、肾俞，每穴灸10～15分钟，以局部出红晕为度。隔日施灸1次。

注意事项

❶ 施灸最好选择在每晚临睡前。

❷ 每月（农历）初一至初七的酉戌时（下午5～9时）施灸，效果更佳。

香口除臭

香口除臭，即消除口中的秽浊之气或者臭秽之气，令口气清新。口中的浊秽之气多在与人交谈，甚至近距离接触时，从对方的呼吸中有臭秽之气散发出，使人感觉不快；同时也给病人带来极大的痛苦与烦恼。

原因分析

中医学认为，口中臭秽之原因，多由饮食不节，嗜食辛辣肥甘、烧烤等食物，导致脾胃湿热。《圣济总录》曾说："蕴积于胃，变为腐臊之气，府聚不散，随气上出，熏发于口，故令臭也。"或口腔不洁，食物残渣滞留在齿缝，而腐烂变臭；或长久熬夜，烟酒过度而口臭；或因牙龈疾患、肿痛、肿出而病。

现代医学认为，口臭的原因十分复杂，多由口腔不洁，细菌分解食渣而产生可挥发性硫化物发出腐败臭味；或牙周、牙根发炎、化脓、肉腐而发臭；或口腔外科疾病感染或消化道溃疡、慢性胃炎、功能性消化不良等疾病，甚至长期便秘体内毒素不能及时排出，都可致口臭。

👤 治疗方法

艾条温和灸、艾炷非化脓灸。

处方 1 艾条温和灸

取穴 （图 37）

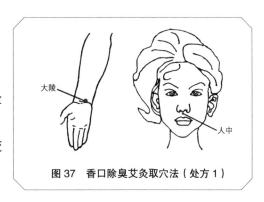

图 37　香口除臭艾灸取穴法（处方 1）

大陵：腕掌侧远端横纹中央，掌长肌腱与桡侧腕屈肌腱之间。

人中：人中沟的上 1/3 与中 1/3 交点处。

方解

大陵为心包经腧穴，可以清心泻火，通利三焦；人中为督脉腧穴，又位于口旁，可引热外出，泄口中热邪。

方法

点燃艾条，在以上俞穴施灸，每穴灸 5～10 分钟，每日或隔日施灸 1 次。

处方 2 艾炷非化脓灸

取穴 （图 38）

劳宫：第 2、3 掌骨之间，握拳，中指指尖处。

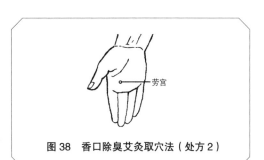

图 38　香口除臭艾灸取穴法（处方 2）

方解

劳宫为手厥阴心包经腧穴，可泻心火而除臭秽。

方法

　　艾炷非化脓灸，每次施灸2～4壮，每日治疗1次；艾条雀啄灸，每次施灸5～15分钟，每日治疗1次。

注意事项

> 1 注意口腔卫生，饭后漱口。
> 2 忌饮辛辣、油腻、烧烤、煎炸食物。
> 3 劳逸结合，保障充足睡眠。

护手美指

　　护手美指，是指对手的养护和美化，包括对手部皮肤的养护。手的掌面应光泽明润，呈浅红色。手背皮肤细腻、洁白、滋润而富有弹性，无皱纹、干裂、溃疡及倒刺。手指则应纤纤修长，关节不露，圆润而美艳。

原因分析

　　中医学认为，脾主肌肉和四肢。脾失健运，则气血生化无源，而使气血亏虚，不能濡养手部。晋代王叔和《脉经》说："太阴者，行气温皮毛者也。气弗营则皮毛焦，皮毛焦则津液去，津液去则皮节伤，皮节伤者爪枯毛折。"或禀赋不强，复食鱼腥发物；或久居湿地，令湿热内蕴，泛发手部，以使红肿、流水、裂口。

　　现代医学认为，由于内分泌失调而致手之皮脂分泌失调，以致手掌、手指皮肤干燥、裂口、出血、疼痛；或使用刺激性较强清洁剂、洗衣粉等以致过敏引发。

治疗方法

　　艾炷非化脓灸、艾条温和灸。

处方1 艾炷非化脓灸

取穴 （图39）

　　大陵：腕掌侧远端横纹中央，掌长肌腱与桡侧腕屈肌腱之间。

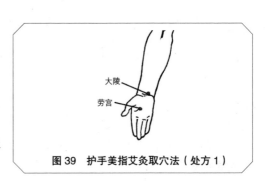

图39　护手美指艾灸取穴法（处方1）

劳宫：第2、3掌骨之间，握拳，中指指尖处。

方解

大陵、劳宫皆为手厥阴心包经腧穴，可以清热泻火，濡养肌肤。

方法

艾炷非化脓灸，每穴施灸4～6壮，每日或隔日治疗1次；艾条雀啄灸，每穴施灸5～15分钟，每日或隔日治疗1次。

处方2 艾条温和灸

取穴 （图40）

中脘：脐中上4寸，前正中线上。

曲池：屈肘，尺泽与肱骨外上髁连线的中点处。

手三里：阳溪与曲池连线上，肘横纹下2寸。

中渚：第4、5掌骨间，掌指关节近端凹陷处。

身柱：第3胸椎棘突下，后正中线上。

命门：第2腰椎棘突下，后正中线上。

脾俞：第11胸椎棘突下，旁开1.5寸。

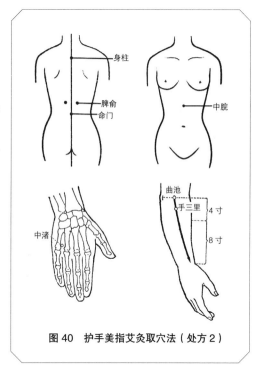

图40 护手美指艾灸取穴法（处方2）

方解

中脘为胃之募穴，六腑会穴，可以清湿热，健脾胃，益气血而达四肢；曲池、手三里为手阳明经腧穴，可以清湿热，养肌肤；中渚为三焦经腧穴，可通利三焦，疏通经络；身柱、命门皆督脉腧穴，可以益气升阳，调补气血；脾俞可补气血而濡四肢。

方法

点燃艾条，在以上穴位施灸，每穴灸10～15分钟，隔日艾灸1次。

注意事项

① 饮食有节，忌食辛辣、肥甘、烧烤食物。
② 保护手部，注意保暖。
③ 接触强碱性物质，宜戴手套。
④ 洗手后涂一些护手用品。

美甲护甲

美甲护甲，就是保护手的指甲，令甲板色泽透明，光泽适中，甲面饱满，平整而有光泽；甲板上无白斑、色斑，无纵横纹，无凹下或翘起，无劈裂；甲板下充盈，呈均匀的淡粉红色，无瘀血点；根部的甲半月应为乳白色。当向甲体按压时则变白，去压后即恢复成淡红色。正常的甲板多呈椭圆形、方形或扁圆形、梯形，平均长度为12~13毫米，厚0.5~0.8毫米。

原因分析

中医学认为，指甲的疾病多和肝有关，正如《素问·六节藏象论》所说："肝者，……其华在爪。"故其病因多为七情不调，肝郁气滞，气血阻遏，爪甲失养；或体质虚弱，长期患病，气血亏虚，甲失濡养；或饮食失节，过食肥甘，湿热蕴积，燔营灼血，甲失荣润等，皆可致病。

现代医学认为，指甲病多和内分泌障碍及某些内脏疾病有关；亦可和长期接触某些化学物质，如煤焦油等，以及长期使用某些药物如砷剂、汞剂等有关。

治疗方法

艾条温和灸。

处方 1 艾条温和灸

取穴 （图41）

阿是穴：病灶区域。
肝俞：第9胸椎棘突下，旁开1.5寸。
脾俞：第11胸椎棘突下，旁开1.5寸。

足三里：犊鼻下3寸，胫骨前嵴外1横指处。

太冲：在足背，第1、2跖骨间，跖骨底结合部前方凹陷中。

 方解

阿是穴可直接加快指甲部位的气血运用，对美甲护甲有决定作用；肝俞可疏肝理气，行气活血，濡养爪甲；脾俞可补益气血，荣润爪甲；足三里可健脾胃，行气血；太冲可疏肝解郁，荣润爪甲。

方法

点燃艾条，在以上穴位施灸，每穴灸10～15分钟，隔日施灸1次。

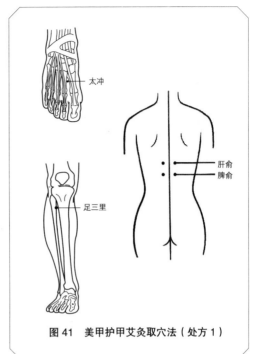

图41 美甲护甲艾灸取穴法（处方1）

处方2 温灸盒灸

取穴（图42）

中脘：脐中上4寸，前正中线上。

气海：脐中下1.5寸，前正中线上。

肝俞：第9胸椎棘突下，旁开1.5寸。

脾俞：第11胸椎棘突下，旁开1.5寸。

胃俞：第12胸椎棘突下，旁开1.5寸。

方解

中脘为胃之募穴、六腑会穴，可补益气血，清除湿热；气海为任脉腧穴，可益气生血；胃俞为后天之本，可生气血，除污垢；肝俞可疏肝理气，行气活血，濡养爪甲；脾俞可补益气血，荣润爪甲。

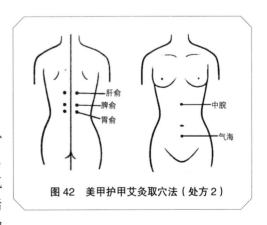

图42 美甲护甲艾灸取穴法（处方2）

取2段各长1.5厘米艾条，点燃后放入温灸盒内。将温灸盒放到腧穴上施灸，每穴灸20分钟，隔日治疗1次。

注意事项

> 1 调节情志，忌忧、思、恼、怒。
> 2 不可接触煤焦油、强碱性洗涤剂，不宜涂染指甲。
> 3 经常吃猪肝、羊肝、瘦肉、鱼、木耳、桑椹等。
> 4 适当参加体育锻炼。

丰乳美胸

丰乳美胸，是指让女性的乳房更丰满，胸部更漂亮。乳房是女性的第二性特征，多在18岁左右发育成熟。女性胸部健美，乳房起着决定性作用。女性的乳房应呈半球形和圆锥形，丰腴、坚挺而富有弹性；两侧应对称，大小适中；乳头应挺出，大小正常，呈现出美感和魅力。但亦有女性胸部平坦，乳房扁平，甚至乳房发育过小，以至被称为"太平公主""飞机场"，而待调理。

原因分析

中医学认为，乳房由足阳明胃经循行经过，乳头则属足厥阴肝经。脾胃为后天之本，其可化生气血，濡养乳房，以促进乳房的发育；肝主藏血，可以有效地调节血量，以供机体所需。此外，乳房的丰满和发育还与肾的精气密切相关，女子在13岁，月经到来后，乳房逐渐长大，进入青春期后，则渐丰满。

现代医学认为，女性的乳房发育多与激素有关。乳房的发育受垂体前叶、肾上腺皮质和卵巢内分泌激素影响，生长激素、胰岛素等也是乳腺发育不可缺少的成分。乳房大小还受种族、遗传和体质等因素的影响。患垂体前叶功能减退症、垂体性侏儒症和原发性卵巢发育不全等病症也会影响乳房发育。

治疗方法

艾炷非化脓灸、艾条温和灸。

处方 1 艾炷非化脓灸

取穴 （图43）

乳根：第5肋间隙，前正中线旁开4寸。

三阴交：内踝尖上3寸，胫骨内侧缘后际。

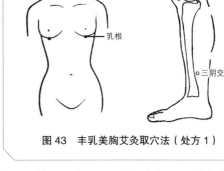

图43　丰乳美胸艾灸取穴法（处方1）

方解

乳根为足阳明胃经腧穴，阳明经多气多血，故可益气血，濡养乳房；三阴交为脾经腧穴，又为足三阴经交会穴，可调肝、脾、肾之经气，以滋养乳房。

方法

艾炷非化脓灸，每穴施灸3～5壮，隔日治疗1次；艾条温和灸，每穴施灸5～15分钟，每日或隔日治疗1次。

处方 2 艾条温和灸

取穴 （图44）

膻中：前正中线上，横平第4肋间隙。
屋翳：第2肋间隙，前正中线旁开4寸。
乳根：第5肋间隙，前正中线旁开4寸。

方解

膻中为任脉腧穴，为心包之募穴，是手太阳、手少阳、足太阴、足少阴、任脉之交会穴。《难经》曰："气会膻

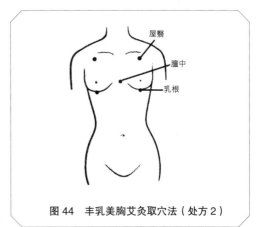

图44　丰乳美胸艾灸取穴法（处方2）

中。"故其可调以上五经之经气，益气活血通络；屋翳、乳根皆为足阳明胃经之腧穴，阳明经多气多血，乳房又为足阳明经所循行之处，故二穴可补益气血，濡养乳房。

方法

点燃艾条，在以上腧穴施温和灸，每穴施灸5～15分钟，以局部潮红为度，每日1

次，10次为1个疗程。

注意事项

① 加强营养，平日可多食用药食同源食物，如鲤鱼、花生、黄豆、猪蹄、羊肉等。
② 女孩在乳房发育成熟前，可不必戴胸罩，以免限制乳房发育。
③ 坚持做乳房自我按摩，促进乳房血液循环。

> **小贴士**
>
> 　1. 手法按摩乳房
>
> 　直推乳房：先用右手掌面在左侧乳房上部，即锁骨下方着力，均匀柔和地向下直推至乳房根部，再向上沿原路线推回，做20～50次后，同法换左手按摩右乳房。
>
> 　侧推乳房：用左手掌根和掌面自胸正中部着力，横向推按右侧乳房直至腋下，返回时用五指指面将乳房组织带回，反复20～50次后，换右手按摩左乳房。
>
> 　2. 热敷按摩乳房
>
> 　每晚临睡前用热毛巾敷两侧乳房3～5分钟，用手掌部按摩乳房周围，从左到右，按摩20～50次。

身材矮小

身材矮小，是指身材较一般同龄人短小，身材较一般同龄人消瘦，但无任何其他症状。其按五行区分，应为金形之人。《灵枢·阴阳二十五人》曰："金形之人……其为人方面，白色、小头、小肩背、小腹、小手足。"一般来说，少女若月经来潮偏早，则女孩多长不高。

原因分析

中医学认为，身材矮小多与先天禀赋有关，先天不足，体质虚弱，脏腑功能失调或脾胃虚弱，消化不良，运化失司，气血生化乏源；或小儿娇惯，喜吃零食或偏食，以致阴阳失衡，气血亏虚，不能养骨润肌，以致消瘦、瘦小。

现代医学认为，其多和遗传基因及内分泌有关，如与生长激素缺乏、甲状腺功能减低、压力大等有关。少女早来潮者，雌激素过高，会使长骨骨骺线闭合，造成身高生长提前终止。此外，还与睡眠是否充足有关，因为生长激素的分泌在人体熟睡后1小时左右达到高峰，且夜间生长激素的分泌速度是白天的3倍。

治疗方法

艾炷隔姜灸、艾条温和灸。

处方1 艾炷隔姜灸

取穴 （图45）

身柱：第3胸椎棘突下，后正中线上。

方解

身柱为督脉之腧穴，督脉为阳脉之海，总督人体之阳气，身柱寓有全身支柱之意，故可促进生长发育。

方法

取1元硬币厚的姜片，在上穿数个小洞，放到腧穴上。再将艾炷放在姜片上，点燃，每次施灸5～7壮，每日或隔日施灸1次。

处方2 艾条温和灸

取穴 （图46）

（1）气海：脐中下1.5寸，前正中线上。

关元：脐中下3寸，前正中线上。

足三里：犊鼻下3寸，胫骨前嵴外1横指处。

三阴交：内踝尖上3寸，胫骨内侧缘后际。

涌泉：屈足卷趾时足心最凹陷处。

（2）大杼：第1胸椎棘突下，旁开1.5寸。

膈俞：第7胸椎棘突下，旁开1.5寸。

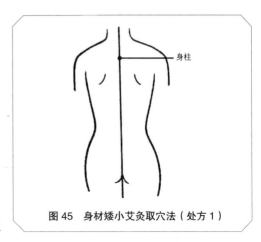

图45 身材矮小艾灸取穴法（处方1）

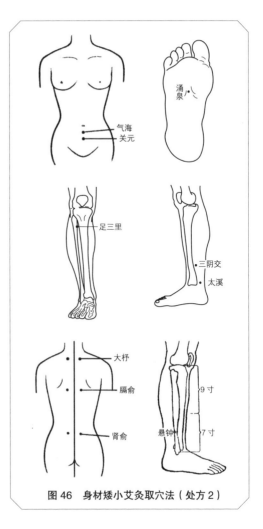

图46 身材矮小艾灸取穴法（处方2）

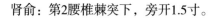

肾俞：第2腰椎棘突下，旁开1.5寸。

悬钟：外踝尖上3寸，腓骨前缘。

太溪：内踝尖与跟腱之间凹陷处。

方解

关元、气海为任脉之腧穴，任脉为阴脉之海，可补养气血；足三里为足阳明之合穴，阳明经多气多血，故先天不足，可后天补之；三阴交为足三阴经交会穴，可调理肝、脾、肾之经气；太溪、涌泉皆为肾经之腧穴，可以益肾固本；大杼、膈俞、肾俞皆为膀胱经腧穴，大杼为骨会之穴，膈俞为血会之穴，肾俞为肾的背俞穴，三穴可以补虚损，养筋骨；悬钟为足少阳胆经腧穴，又为髓会之穴，可益肾养髓，主骨增高。

方法

每次选取1组穴施灸，两组交替。点燃艾条，在选取的腧穴上施温和灸。每穴灸5～15分钟，至皮肤潮红。每日或隔日施术1次。

注意事项

1. 合理安排饮食结构，营养要均衡，不可偏食。
2. 睡眠要充足，提高睡眠质量。
3. 适当参加体育锻炼。
4. 如因疾病导致消瘦，应尽快治疗。

小贴士

中山大学附属第三医院小儿内分泌专科朱顺叶副主任认为，影响生长的因素有10个，即遗传、饮食不当、运动不足或过激、精神压力过大、环境或食物污染、早发育、综合骨营养匮乏、脑垂体生长素分泌不足、病理性矮小、心理障碍等。

身体消瘦

身体消瘦，是指身体较同龄人消瘦，甚至骨瘦如柴，但无任何其他症状。身体如过于消瘦，除影响到体形美观之外，还会影响身体的健康。中医学则称之为"羸瘦"。尤其是女性，身体消瘦者可多伴有四肢不温、消化不良、月经不调，甚至不孕症等。

😃 原因分析

中医学认为，此多因先天禀赋不足，肾精亏虚；或脾胃虚弱，气血生化乏源；或饮食不节，偏食挑食，喜吃零食，营养失调；或长期体弱，过度劳役，气血阴阳不足，肌肤失养，以致消瘦。隋朝《诸病源候论》曰："夫血气者，所以荣养其身也。虚劳之人，精髓萎竭，气血虚弱，不能充盛肌肤，此故赢瘦也。"

现代医学认为，消瘦多与遗传因素有关，并与消化、吸收系统疾病相关。此外，其还与甲状腺功能亢进、肺结核等疾病以及工作过于劳累等有关。

😃 治疗方法

艾条温和灸、温灸盒灸。

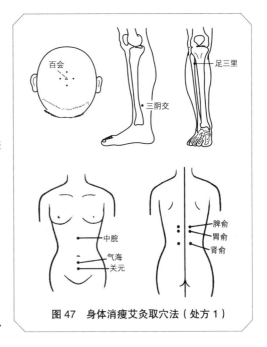

图 47　身体消瘦艾灸取穴法（处方 1）

处方 1 艾条温和灸

 （图 47）

百会：后发际正中上7寸，当两耳尖上，头顶正中。

中脘：脐中上4寸，前正中线上。

关元：脐中下3寸，前正中线上。

气海：脐中下1.5寸，前正中线上。

胃俞：第12胸椎棘突下，旁开1.5寸。

脾俞：第11胸椎棘突下，旁开1.5寸。

肾俞：第2腰椎棘突下，旁开1.5寸。

足三里：犊鼻下3寸，胫骨前嵴外1横指处。

三阴交：内踝尖上3寸，胫骨内侧缘后际。

方解

百会为督脉腧穴，可益气升阳，活血通络；中脘、关元、气海皆为任脉腧穴，任脉又为血海，故此三穴可健脾胃，补后天，益气血，补虚强壮，促进脏腑功能；胃俞、脾俞、肾俞分别为胃、脾、肾的背俞穴，可益脾胃，生气血，调补先、后二天；足三里可健脾助运；三阴交可调肝、脾、肾之经气，令气血化生有源。

方法

点燃艾条，对以上穴位施温和灸，每穴灸10~15分钟，以局部潮红为度，每日施灸1次。

处方 2 温灸盒灸

取穴 （图48）

中脘：脐中上4寸，前正中线上。

气海：脐中下1.5寸，前正中线上。

关元：脐中下3寸，前正中线上。

脾俞：第11胸椎棘突下，旁开1.5寸。

命门：第2腰椎棘突下，后正中线上。

肾俞：第2腰椎棘突下，旁开1.5寸。

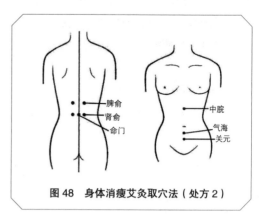

图48 身体消瘦艾灸取穴法（处方2）

方解

命门为督脉腧穴，可补肾精，强体魄；中脘、关元、气海皆为任脉腧穴，任脉又为血海，故此三穴可健脾胃，补后天；脾俞、肾俞分别为脾、肾的背俞穴，可益脾胃，生气血，调补先、后二天。

方法

每次施灸取2~3穴，余穴轮流选用。取2段艾条，各长1.5厘米左右，点燃后放入温灸盒内。将温灸盒放到穴位上施灸，每穴灸20分钟，每周1~3次。

注意事项

① 合理安排饮食结构，营养要均衡，不可偏食。

② 睡眠要充足，提高睡眠质量。

③ 适当参加体育锻炼。

④ 如因疾病导致消瘦，应尽快治疗。

塑身减肥

由于生活水平的提高，人们的饮食习惯和饮食结构也发生了显著的变化。高脂肪、高热量的食物不断摄入，消耗反而逐渐减少，就使许多剩余的热能转变为脂肪储存在体内。而由于人们生活节奏的不断加快，精神压力的逐渐增大等原因，常造成人体内分泌不平衡，这就是现代人们肥胖的内在因素。这些肥胖者体重一般超过正常标准体重的20%，多为单纯性肥胖。也有部分肥胖者有家族史，或伴有糖尿病、心血管疾病和高血压等病史。有家族史的肥胖者一般来说减肥效果差。对于肥胖的解释，汉代许慎在《说文解字》中说："肥，多肉也，……胖，半体肉也。"《灵枢·阴阳二十五人》则将其描述为"圆面、大头、美肩背、大腹、美股胫、小手足、多肉、上下相称"。

原因分析

中医学认为，肥胖的原因多为饮食不节，过食肥甘、膏粱厚味，化为膏脂；或脾肾气虚，湿浊内停，溢于肌肤；或久坐久卧，痰浊内生；或肝失疏泄，气机不畅，浊脂内聚等而为肥胖。《素问·奇病论》说："数食甘美而多肥也。"清代《四诊秘录》说："能食形肥者，肉必坚强也；若食少而肥者，非强也，乃痰也。"

现代医学认为，单纯性肥胖有2个基本的原因：一是摄入多，二是消耗少。摄入大于消耗，则过剩的能量就会以脂肪的形式贮存起来，导致肥胖。此外，肥胖还与遗传因素、年龄及性别有关。40岁以上者易发胖，女性肥胖多于男性。

诊断要点

1. 形体肥胖，赘肉较多，体乏无力，气短嗜睡，多食善饥或喜吃零食，男子可有腰酸阳痿，女性月经不调，苔腻。

2. 体重指数（BMI）超过正常水平（18.5～23.9）。

世界卫生组织制定的世界肥胖标准：

计算公式：体重指数 ＝ 体重（千克）/身高（米）的平方。

正常标准：BMI为18.5～24.9；大于等于25为超重；大于等于30为肥胖。

亚洲标准：BMI18.5～22.9为正常；大于等于23为超重；大于等于30为肥胖。

3. 形体不匀称，大肚囊，虎背熊腰，臀部过于肥大而下垂，或四肢肥大等。

治疗方法

艾炷隔姜灸、艾条雀啄灸。

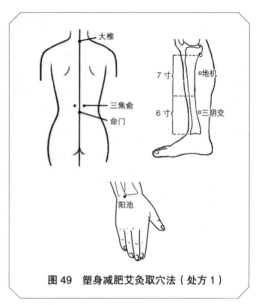

图49 塑身减肥艾灸取穴法（处方1）

处方1 艾炷隔姜灸

取穴 （图49）

主穴：

阳池：腕背侧远端横纹中，指伸肌腱尺侧缘凹陷中。

三焦俞：第1腰椎棘突下，旁开1.5寸。

配穴：

大椎：第7颈椎棘突下；后正中线上。

命门：第2腰椎棘突下，后正中线上。

地机：阴陵泉下3寸，胫骨内侧缘后际。

三阴交：内踝尖上3寸，胫骨内侧缘后际。

方解

阳池为三焦经腧穴，可以通调三焦气机，降浊消脂；三焦俞为膀胱经腧穴，可以利水湿，逐痰浊。

方法

取鲜姜，切成1元硬币厚的姜片，上面穿几个孔，再将姜片放到穴位上，然后放上艾炷，点燃。每穴灸5～6壮，每日艾灸1次。

处方2 艾条雀啄灸

取穴 （图50）

天枢：横平脐中，前正中线旁开2寸。

关元：脐中下3寸，前正中线上。

足三里：犊鼻下3寸，胫骨前嵴外1横指处。

丰隆：外踝尖上8寸，条口穴外1寸，胫骨前肌的外缘。

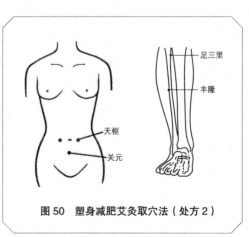

图50 塑身减肥艾灸取穴法（处方2）

方解

　　天枢、足三里、丰隆为足阳明胃经腧穴，天枢为大肠募穴，足三里为合穴，均可通利肠腑，降浊消脂；丰隆可化痰浊，除水湿；关元为任脉腧穴，又与足三阴经交会，可健脾肾，助运水湿。

方法

　　点燃艾条，在以上穴位施雀啄灸，每穴灸5～10分钟，以皮肤潮红为度，每日艾灸1次。

附　局部减肥

1 腰部肥胖

　　腰部肥胖，亦就是人们常说的"水桶腰"，其由于体内脂肪量高于正常人，脂肪以积聚在腰部为主，而使腰部圆润、粗大，从侧面视没有明显的曲线。

治疗方法

　　艾炷隔姜灸。

取穴 （图51）

　　太乙：脐中上2寸，前正中线旁开2寸。
　　天枢：横平脐中，前正中线旁开2寸。
　　带脉：第11肋端直下，平脐处。
　　肾俞：第2腰椎棘突下，旁开1.5寸。

方法

　　取鲜姜，切成1元硬币厚的姜片，上面穿几个孔。将姜片放到以上穴位上，再放上艾炷，点燃，每穴灸5～6壮，每日艾灸1次。

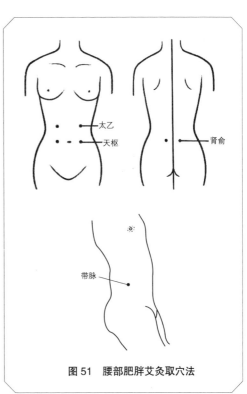

图51　腰部肥胖艾灸取穴法

2 腹部肥胖

腹部肥胖，亦就是人们常说的"将军肚"。"将军肚"绝不是大富大贵的象征，若不加注意，会有发生猝死的可能。据调查，在美国已有30万人死于肥胖并发症，其中"将军肚"者占到首位。

判断有无"将军肚"：其一，看腰围与臀围的比值数，男性比值大于1，女性比值大于0.9者，皆属于腹部肥胖；其二，女性腰围大于88厘米，男性大于103厘米者，属腹部肥胖。

治疗方法

艾炷隔姜灸。

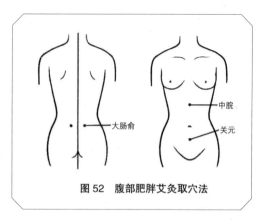

取穴 （图52）

中脘：脐中上4寸，前正中线上。
关元：脐中下3寸，前正中线上。
大肠俞：第4腰椎棘突下，旁开1.5寸。

图 52 腹部肥胖艾灸取穴法

方法

取鲜姜，切成1元硬币厚的姜片，上面穿几个孔。将姜片放到以上穴位上，再放上艾炷，点燃，每穴灸5~6壮，每日艾灸1次。

经常抱抱　肚腩不大

站立抱腹：双手抱在腹部，腹部向内缩，使腹部有如接近背部一般，然后用力保持绷紧的状态。

坐位抱腹：双手抱紧腹部，同时腹部向内收缩，背部同时用全力压向椅背。紧压的动作持续6秒。如此，反复3~5组。养成这个习惯，不光能遏制腹部长大，还可有效预防腰痛。

3 臀部肥胖

臀部脂肪过多，又因长期缺乏运动或坐位工作，使臀部赘肉松弛、下坠；或分娩时盆腔软组织损伤，使盆底肌肉松弛，造成臀部肥胖下垂。

治疗方法

艾炷隔姜灸。

取穴 （图53）

环跳：股骨大转子最凸点与骶管裂孔连线的外1/3与内2/3交点处。

承扶：臀沟的中央。

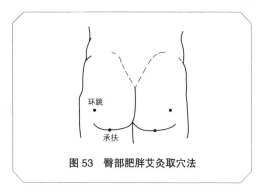

图53 臀部肥胖艾灸取穴法

方法

取鲜姜，切成1元硬币厚的姜片，上面穿几个孔。将姜片放到以上穴位上，再放上艾炷，点燃，每穴灸5～6壮，每日艾灸1次。

注意事项

1 注意饮食，不可吃的过饱，如能吃八成饱最好。

2 严格控制脂肪和糖类的摄入量，最好不要吃巧克力、奶油、浓茶、浓咖啡等。

3 适当进行体育锻炼，特别是进行有氧运动。

4 饮食注意多样化，要多吃水果和蔬菜。

5 减肥必须持之以恒，才可收效，不要期望立竿见影，一劳永逸。

 小贴士

民间减肥三验方

1. 玉米须减肥方：玉米须10～15克，开水冲泡，代茶饮，有一定的减肥作用。

2. 云苓去湿茶：云苓15克、泽泻15克、桑白皮9克、生姜6克、陈皮1块。先用冷水4碗浸透，再以慢火煎成大半碗，温热饮用。注意小便过多者不宜饮用。

3. 三花减肥茶：玫瑰花、茉莉花、代代花、川芎、荷叶各9克，研末。每日1包，用80℃～100℃水冲泡，每日2～3次，早、晚服，亦可早、晚服1包，连服3个月。

面色苍白

一般来说，健康人的面色应该是肤色白皙，微红或稍黄，白里透红，红润光泽，含蓄不露，隐约微黄，这也是很多女性所追求或企盼的。《素问·脉要精微论》说："生于肺，如以缟裹红。"但亦有的人面色苍白而无光泽。

原因分析

中医学认为，人的面色多与气血有关。《侣山堂类辨》说："血乃中焦之汁，流溢于中以为精，奉心化赤而为血。……充肤热肉，渗皮肤，……。"思虑太过，则耗伤心脾，令气血两亏，肌肤失养；或体质虚弱，长期患病，气血津液失调，则血气衰败；或饮食不节，偏食挑食，营养失衡等均可使"色泽减"。

现代医学认为，面色多与健康因素有关，如长期患有慢性疾病，贫血，突然大出血，产后调理失当，身体发育不良等皆可导致面色苍白。

治疗方法

艾条温和灸、温灸盒灸。

处方 1 | 艾条温和灸

 （图 54）

足三里：犊鼻下 3 寸，胫骨前嵴外 1 横指处。

血海：髌底内侧端上 2 寸，股内侧肌隆起处。

膈俞：第 7 胸椎棘突下，旁开 1.5 寸。

脾俞：第 11 胸椎棘突下，旁开 1.5 寸。

肾俞：第 2 腰椎棘突下，旁开 1.5 寸。

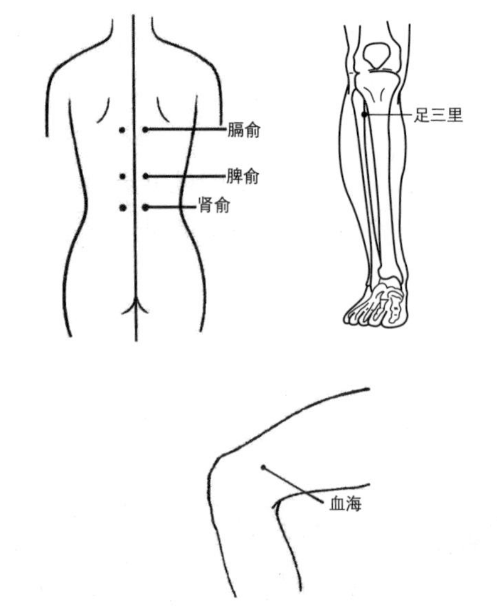

图 54 面色苍白艾灸取穴法（处方 1）

方解

足三里为足阳明胃经之合穴，阳明经多气多血，则可益气补血；血海则为脾经之腧穴，可滋阴补血；膈俞、脾俞、肾俞皆为膀胱经之腧穴，其中膈俞又为八会穴之一的血会穴，可补血；脾俞又为脾的背俞穴，脾为人的后天之本，脾胃强壮可以补益气血；肾俞又为肾的背俞穴，肾为先天之本，可以增强机体气化功能。诸穴共同作用，则气血增加，容颜改善。

 方法

受术者取俯卧位或仰卧位。术者点燃艾条，在上述穴位采用温和灸，每穴灸 3 ~ 5

分钟。先灸背部，后灸下肢部位腧穴。隔日1次，10次为1个疗程。

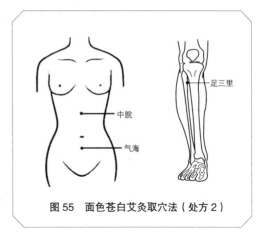

处方2 温灸盒灸配艾条灸

取穴 （图55）

中脘：脐中上4寸，前正中线上。

气海：脐中下1.5寸，前正中线上。

足三里：犊鼻下3寸，胫骨前嵴外1横指处。

图55　面色苍白艾灸取穴法（处方2）

方解

中脘为任脉之腧穴，为胃的募穴和八会穴之一的腑会穴，具有健脾益胃、调理后天的作用，可以补益气血；气海也为任脉之腧穴，为人体真元之气汇集之处，有强壮、保健作用；足三里为足阳明胃经之合穴，多气多血，可以调补气血。诸穴共同作用，则可以益气养血，强壮体魄，美颜面容。

方法

受术者取仰卧位。术者将点燃艾条的温灸盒放在中脘和气海穴上，另用点燃的艾条温和灸足三里穴。温灸盒可放置20～30分钟；艾条温和灸，可每穴灸10～15分钟。隔日1次，10次为1个疗程。

注意事项

1 本法疗效显著，但不可见效即止，而应耐心长期坚持。

2 注意饮食结构，增加营养，做好食补。

3 注意身体锻炼，增强体质。

4 针对病因，可配合其他治疗方法。

面色萎黄

中国人属黄种人，正常的面容应该是黄中有红，黄红隐隐，明润含蓄。《素问·脉要精微论》说："生于脾，如以缟裹栝楼实。"这表明只有阴阳平和，气血充盛，精气内含，才能面色容光焕发。但由于地域不同，有些地区的女性，尤其是广东、广西、海南、福建等地的女性，面色多偏黄，南方人称之为"黄气"，这一般不属病态，多和肝炎疾病无关。

原因分析

中医学认为，面色萎黄多因脾不健运，运化失司，湿浊内停，蕴久化热；或久居湿热之地，湿热内浸，客居体内；或嗜食辛辣之品，又喝冷饮，以致生湿生热，湿热上蒸头面而致出现"黄气"。

现代医学认为，此症多和遗传因素有关，或与贫血、营养不良、蛋白质及维生素A、维生素C缺乏有关。

治疗方法

艾炷隔姜灸、艾条温和灸。

处方1 艾炷隔姜灸

取穴 （图56）

足三里：犊鼻下3寸，胫骨前嵴外1横指处。

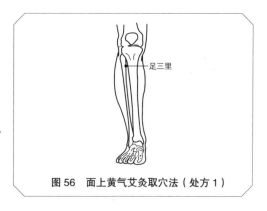

图56 面上黄气艾灸取穴法（处方1）

方解

足三里为足阳明经之合穴，阳明经多气多血，故其可补气血，清湿热，且脾胃为后天之本，故又可健脾胃，润肌肤，除邪浊。

方法

取鲜姜，切成1元硬币厚（约0.2～0.3厘米），上面穿几个孔。将姜片放到穴位上，再在上面放上艾炷，点燃，每穴灸5～7壮，每日艾灸1次。

处方2 艾条温和灸

取穴 （图57）

气海：脐中下1.5寸，前正中线上。
足三里：犊鼻下3寸，胫骨前嵴外1横指处。

方解

气海为任脉腧穴，可以益气生血；足三里为足阳明经之合穴，阳明经多气多血，故其可补气血，清湿热，且脾胃为后天之本，故又可健脾胃，润肌肤，除邪浊；二穴共同作用，则气血化生有源，上容于面，可除黄气而美颜面。

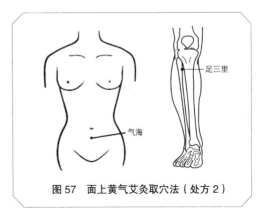

图 57　面上黄气艾灸取穴法（处方 2）

方法

点燃艾条，对上述穴位施温和灸，每穴灸10～15分钟，以局部红润为度。隔日施灸1次。

👤 注意事项

1 经常锻炼身体。
2 可经常服用北黄芪、大枣、花生米、淮山等中药煲汤或煮粥。
3 多吃新鲜蔬菜、水果，少食辛辣食品和酒酪。

面色晦暗

面色晦暗，是指面部色泽不正常，缺少光泽。正常的面部肌肤应该是润泽的。"润"，是指肌肤要细腻、光滑、红润；"泽"，即指肌肤应有光泽。晦暗无泽则严重地影响了肌肤美观。《望诊遵经》说："盖润泽者，血气之荣，光明者，润泽之著，有血气即有润泽，有润泽即有光明也。夫光明润泽者，气也。"因此，肌肤的光明润泽是肌肤美的表现。

👤 原因分析

中医学认为，面色晦暗多因体质虚弱，或长期患病，气血亏虚，不能濡养肌肤；或脾气不足，水湿内停，气和津液输布受阻，肌肤失养；或饮食不节，饥饱劳碌，气血衰少，不能养肤；或情志不调，气血悖逆，不能上荣于面，以致面色晦暗。《红炉点雪》曰："颜色憔悴，良由心思过度，劳碌不谨。"《望诊遵经》亦曰："皮肤润泽者，太阴气盛，皮毛枯槁者，太阴气衰。"

现代医学认为，在正常的生理条件下，表皮细胞代谢周期为28天。表皮基底层细胞经分裂成棘细胞层，再向上生长成颗粒层、透明层，最后成为死细胞的角质层。但伴随人们年龄的增加，环境的污染，饮食结构的变化，生活习惯的不规律，都会影响人体生理上的变化，特别是人的皮肤和外界自然环境接触最多，这些内因和外因皆会造成表皮细胞的代谢生理周期延长，使皮肤变得粗糙老化。另外，水分的减少也会使皮肤缺少弹性和润泽，肤色变得萎黄、晦暗、失色、少华，人的精神面貌也会受到很大影响。而腧穴的刺激可以调节人体内阴阳平衡，有利于细胞代谢周期的调整和恢复。

治疗方法

艾条温和灸。

取穴 （图58）

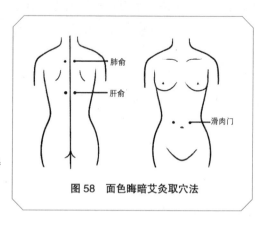

图58 面色晦暗艾灸取穴法

肺俞：第3胸椎棘突下，旁开1.5寸。
肝俞：第9胸椎棘突下，旁开1.5寸。
滑肉门：当脐中上1寸，前正中线旁开2寸。

方解

肺俞、肝俞皆为膀胱经腧穴，分别为肝和肺的背俞穴，肺俞为肺气之街，主一身之气，能宣能散，能补能敛，肺主皮毛，可令皮肤润泽，而扫除阴霾；肝俞可藏血，能滋阴补血，疏通经络，养血润肤；滑肉门为足阳明经腧穴，阳明经多气多血，故其能补益气血，荣养肌腠。

方法

点燃艾条，对以上穴位施温和灸，每穴灸5～15分钟，每日1次，10次为1个疗程。

注意事项

① 注意饮食结构的合理性，保证饮食营养。
② 经常食用对皮肤有润泽作用的食品，如芝麻、核桃、红枣、黄豆、花生、樱桃等。
③ 多吃蔬菜、水果和植物油。
④ 切忌食用辛辣和刺激性食物。
⑤ 定期做皮肤护理。
⑥ 不要吸烟、熬夜。

产后腹部松弛

一些女性生产过后，腹部却不能恢复原来的样子，而出现松弛。表现为皮肤表面毛孔粗大，褶子较多，呈亮白色波浪形条纹，长短不等，多横向，排列无序；皮肤抚之柔软，站立时腹部的皮肤和皮下组织则松弛下坠。平卧时，腹部皮肤略显凹凸不平，长期不消，一般多无任何自觉症状，这即是所谓的"产后腹部松弛"。

原因分析

中医学认为，此症多因产后失血过多，气血不能濡养肌肤；或肺脾两虚，脾失健运，不能化生气血，肺主皮毛，皮肤失养；或孕产时由于经络受损，瘀血阻络，肌肤不得润养而致。

现代医学认为，由于女子怀孕时皮肤伸张过度，甚至造成弹力纤维断裂，故产后无法恢复原状，再加上随着年龄的增加，腹部脂肪层累积，而造成腹部肌肉松软或下垂。

治疗方法

艾炷隔姜灸。

取穴 （图59）

水分：脐中上1寸，前正中线上。

水道：脐中下3寸，前正中线旁开2寸。

关元：脐中下3寸，前正中线上。

志室：第2腰椎棘突下，旁开3寸。

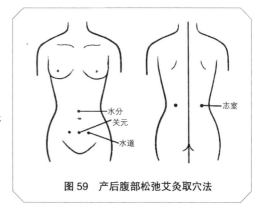

图59　产后腹部松弛艾灸取穴法

方解

水分、关元皆为任脉之腧穴，任脉又被称为血海，且关元又与足三阴经交会，故此二穴可通经络，运气血，濡养腹部肌肤；水道为足阳明胃经腧穴，可行气血，逐湿邪，通经络，养筋脉；志室为膀胱经腧穴，可益肾精，理气血，逐水湿，紧肌腠。

方法

取鲜姜切成1元硬币厚的姜片，上面穿几个洞。将姜片放到以上穴位上，再放上艾炷，点燃，每穴位灸3～5壮，每日或隔日艾灸1次。

注意事项

① 产后应加强腹部锻炼。
② 可适当做腹部皮肤护理及按摩等。
③ 适当改进饮食，增加营养，煲汤时可加一些中药，如黄芪就有紧肌腠的作用。

乳房下垂

　　乳房下垂，是指女性乳房前突的长度过大，乳头下垂。乳房的理想位置应在胸部第2～6肋之间，乳头位于第4肋间隙。但乳房下垂则表现为乳房前突过长，乳头下垂超过了第4肋间隙；同时伴有乳房松弛，皮肤缺乏弹性和坚实性；面色苍白，体乏无力，四肢酸懒，食欲不振，月经迟来、量少、色淡，性欲减退等。这让许多女性抱怨原来美丽的乳房，产后却变得松弛下垂，甚至不堪入目，因而十分烦恼。

原因分析

　　中医学认为，乳房由足阳明胃经所循行，阳明经多气多血，气血可滋养乳房，但由于分娩时损伤经络气血，哺乳的乳汁亦由气血化生，故气血衰少，乳房则失濡养而失饱满、挺拔，进而下垂。

　　现代医学认为，女性在孕后期及产后乳房胀满而下垂，而乳房结缔组织一旦被拉长，则会失去弹性导致胸部走形。此外，过度哺乳亦会导致乳房组织松弛而下垂。

治疗方法

　　艾条温和灸。

取穴　（图60）

　　膻中：前正中线上，横平第4肋间隙。
　　乳根：第5肋间隙，前正中线旁开4寸。
　　天宗：肩胛冈中点与肩胛骨下角连线上1/3与2/3交点凹陷中。

方解

　　膻中为气会穴，又位于乳旁，且为

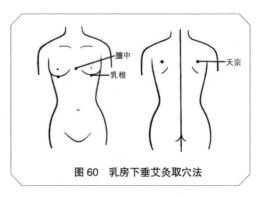

图60　乳房下垂艾灸取穴法

手太阳、手少阳、足太阴、任脉之交会穴，可以通五经之经气，益气升举，活血通络，以濡养乳房；乳根为足阳明经腧穴，阳明经多气多血，故可补益气血，提升乳房；天宗为手太阳经腧穴，其下即为乳房，故可行气补血，营养乳房。

 方法

点燃艾条，施温和灸，每穴施灸5～15分钟，每日治疗1次，10次为1个疗程。

注意事项

1. 调节情志，忌忧思恼怒。
2. 佩戴合适乳罩，防止乳房下垂。
3. 进行乳房自我按摩，疏通经络，促进提升。

 小贴士

武警广东总队医院妇产科主任乳欣预防乳房下垂的方法

在洗澡时双手轻握乳房向内打圈5分钟即可；每天早、中、晚对乳房进行2～3分钟向上推动和向内挤压，以保持乳房挺拔。此外，多饮木瓜花生枣汤可维持胸部形状，以防下垂。

臀部松弛

臀部松弛，是指臀部脂肪过多，且缺乏运动或长期坐位工作，以致臀部赘肉松弛、下坠。临床表现为臀部肌肉松弛、下坠，影响形体美，同时可伴有体乏无力，少气懒言，腰膝酸软等症。

原因分析

中医学认为，其病因多为饮食不节，过食肥甘厚味、辛辣炙煿之品，以致湿热壅盛，阻滞经络；或久坐久卧，劳逸失调，以致脾失健运，湿邪内生，停滞经络，阻碍气血运行；或肝郁等七情失调，令气血运行失畅，以致肌肤失养，痰湿、膏脂之邪停聚臀部而松弛。

现代医学认为，此多由臀部脂肪层过多及缺乏运动所引起赘肉松弛所致，影响了

身体的平衡；或女性在生产时由于盆底软组织损伤，造成盆底肌肉松弛，也会导致臀部下垂。

治疗方法

艾条温和灸。

取穴 （图61）

环跳：股骨大转子最凸点与骶管裂孔连线的外1/3与内2/3交点处。

承扶：臀沟的中央。

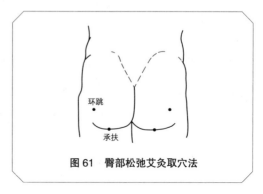

图61 臀部松弛艾灸取穴法

方解

环跳为足少阳胆经腧穴，又为足少阳、足太阳之交会穴，可祛除湿热之邪，而紧肌腠；承扶为足太阳膀胱经腧穴，可祛湿浊，通经络，收臀部。

方法

点燃艾条，对以上穴位施温和灸，每穴灸5～15分钟，每日或隔日1次，10次为1个疗程。

注意事项

① 合理安排饮食，忌食辛辣、烧烤、煎炸食品。
② 多吃水果和新鲜蔬菜。
③ 适当锻炼身体，可在专业人员指导下进行收臀健身运动。

预防肥胖

由于时代的进步，人们生活的改善，过食与缺乏运动已造成当下很多人的体型变为肥胖。而其更容易导致高血压、心脏疾病、中风等的发生。正因如此，肥胖已被世界卫生组织列为继吸烟和艾滋病之后的第三大疾病。肥胖症得起来十分容易，但治好却难上加难。因此，预防肥胖显得十分重要，这也符合中医"治未病"的宗旨。

八 原因分析

中医学认为，其主要原因为饮食不节，过食肥甘厚味，导致湿浊内阻；或脾虚水停，湿邪停聚；或久卧久坐，气机郁滞，痰浊内生，阻滞经脉，以使痰浊内蕴而发为肥胖。

现代医学认为，肥胖多由内分泌失衡所致。

八 治疗方法

艾炷非化脓灸。

取穴 （图62）

肾俞：第2腰椎棘突下，旁开1.5寸。
关元：脐中下3寸，前正中线上。
中极：脐中下4寸，前正中线上。
承山：腓肠肌两肌腹与肌腱交角处。

方解

肾俞为膀胱经腧穴，又为肾之背俞穴，可除湿浊秽聚；关元、中极皆为任脉腧穴，关元又与足三阴经相交，可调肝、脾、肾之经气，调脏腑之阴阳气血平衡；中极又为膀胱之募穴，可活血行气，祛瘀消脂；承山为膀胱经腧穴，其别支入肛门，可清湿热，排毒秽。

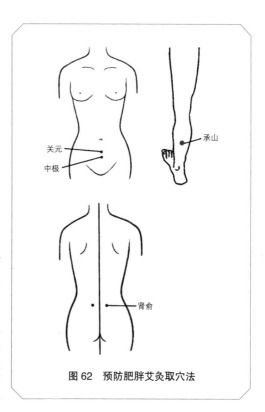

图62 预防肥胖艾灸取穴法

方法

艾炷非化脓灸，每穴施穴3～5壮，每周治疗1～2次；艾条回旋灸，每穴施灸5～15分钟，每周治疗1～2次。

八 注意事项

❶ 预防肥胖应耐心，持之以恒。
❷ 饮食不可过饱，少食高脂、高糖、高热量食物。
❸ 多食蔬菜水果。
❹ 积极参加体育锻炼。

预防中风

现在中风的发病率越来越高，因而预防工作十分重要。尤其是年过40岁以上者，如经常发生头痛、头晕、肢体麻木，尤其是十指麻木，偶有发作性语言不利，肢体酸软无力者，多为中风先兆，应做好预防工作。薛立斋曾说："预防之理，当养气血，节饮食，戒七情，远帏幕可也。"

八 原因分析

中医学认为，中风的发生多因风、火、痰、瘀所致。而《内经》认为"人过四十，而阴气自半"，这时必须养气血，调五脏，生活有序，饮食有节，则会"阴阳匀平，以充其形，九候若一，命曰平人"。

现代医学认为，中风多因脑出血和脑缺血而引发。相当于西医学的急性脑血管病，如脑梗死、脑出血、脑栓塞、蛛网膜下腔出血等。

八 治疗方法

艾条温和灸和艾炷非化脓灸。

处方 1 艾条温和灸、艾炷非化脓灸

取穴 （图63）

肩井：大椎与锁骨肩峰端连线的中点。

曲池：屈肘，尺泽与肱骨外上髁连线的中点处。

方解

肩井为足少阳胆经腧穴，又为手、足少阳与阳维脉交会穴，可调理肝胆而降逆，疏利经络以畅通。《会元针灸学》说："肩井者，……而通于五脏，推荡瘀血，而生清阳之气，……以安经络，以实五脏。"曲池为手阳明经之合穴，阳明经多气多血，故可疏通气血，调和阴阳。

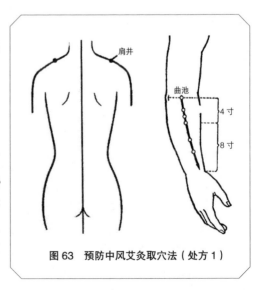

图63　预防中风艾灸取穴法（处方1）

方法

艾条温和灸，每穴施灸5~10分钟，隔日治疗1次，每15次为1个疗程；艾炷非化脓灸，每穴施灸5~7壮，每15次为1个疗程。

处方2 艾条温和灸、艾炷非化脓灸

 取穴 （图64）

足三里：犊鼻穴下3寸，胫骨前嵴外1横指处。

方解

足三里为足阳明胃经之合穴，阳明经多气多血，故其可补血活血，从而预防中风发生。

方法

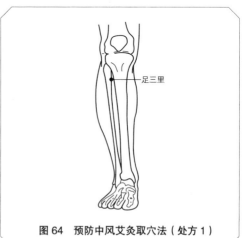

图64　预防中风艾灸取穴法（处方1）

艾条温和灸，每穴施灸5~15分钟，以局部潮红为度，每周施灸2次；艾炷非化脓灸，每穴施灸3~5壮，每周施灸1~2次。

注意事项

❶ 调畅情志，忌忧思恼怒。
❷ 饮食宜清淡，忌食辛辣、油腻之品，忌烟酒。
❸ 节房事。

Chapter

2

祛除疾病
艾灸留美艳

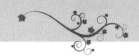

　　损美性疾病，是指有损人的形象美的疾病。一般来说，这类疾病单用美容的方法多难以取效。因其虽表现在外，但其病因在内。如黄褐斑虽表现在面部，但其致病的根本原因多因肝郁引起气滞血瘀所致。而艾灸可通过在穴位施灸，经过"穴位—经络—脏腑"使脏腑平衡得以协调，消除致病因素，达到维护人体形象美观的目的。

扁平疣

扁平疣，中医学称为"扁瘊""千日疮"，是一种以肤生疣赘，表面呈扁平状丘疹为特征的皮肤病。其临床多表现为患处突生扁平状隆起，芝麻至黄豆大，表面光滑，触之略硬，其色浅褐，状多圆形，数目可多可少，多孤立散在，或密集分布。多生于面颊或手背。清代《洞天奥旨》说："千日疮生于人之手足上，一名疣疮，一名瘊子，一名悔气疮。状如鱼鳞排集，层叠不已，不痛不痒。生千日自落，故又以千日疮名之。"

原因分析

中医学认为，此症多由风热毒邪，侵袭肌腠，客居体表，气血蕴积，结聚成疣；或体弱气虚，卫外失固，邪毒浊秽乘袭，凝聚成疣。

现代医学认为，此病多因感染人类乳头瘤病毒所致，通过接触而传染。

治疗方法

线香灸、灯心草灸。

 处方1 线香灸

取穴

阿是穴：病灶位置。

方解

阿是穴可以直达病所，迅速取效。

方法

点燃线香，用线香直接灸灼疣体。反复点灸疣体，至其呈焦枯状。灸后5～10分钟可脱痂而愈。

 处方2 灯心草灸

取穴

阿是穴：病灶位置。

方解

阿是穴可以直达病所，迅速取效。

方法

将灯心草一头浸入麻油，去浮油后点燃。再用灯心草对疣体反复施灸，直至有灼热疼痛感。灸后5～10天，脱痂而愈。

注意事项

① 扁平疣有同形反应，可随抓痕而蔓延，故不可任意搔抓。
② 忌食辛辣、鱼腥海味等刺激性食物。
③ 在治疗过程中，如扁平疣突然增多、发红、痒，则是好转的征兆，应继续治疗。

木贼草外洗方

小贴士

将70克木贼草水煎外洗疣局部，每日3次，每次不少于20～30分钟，擦至局部微红或微痛。每日1剂，一般7日后疣可脱落。

斜视

斜视，又被称为麻痹性斜视，是指双眼的眼位表现有偏斜现象，两眼不能同视目标，当一眼注视目标时，另一眼则偏离目标。斜视一般分为共同性斜视和麻痹性斜视两种，麻痹性斜视也被称为非共同性斜视。中医学则称其为"目偏视""双目通睛"。其临床多表现为突然发病，可见单侧或双侧黑睛偏于眦侧，转动受限，视一为二；多同时伴有头晕、恶心、呕吐、步态欠稳等症。明代《证治准绳》曰："神珠将反，谓目珠不正，人虽要转而目不能转，……吊偏珠子，是以不能运转。"

原因分析

中医学认为，其病因多因禀赋不强，肝肾亏虚，肝风内动；或后天失养，脾气不足，运化失司，痰湿内停，遏阻经气，难达目系；或外感风邪侵袭，风邪伤络，目系拘急；或外伤损络，血瘀经脉，目珠维系失衡而致。隋朝《诸病源候论》曰："人脏腑虚而风邪入于目，而瞳子被风所射，睛不正则偏视。"

现代医学认为，此病多和遗传因素有关，有的人认为其与眼外肌发育不平衡有关；有的人认为是由于融合功能不全，故不能用双眼注视；亦有的人认为是由于集合与外展之间的异常所致等。

治疗方法

隔核桃皮眼镜灸。

取穴 （图65）

阿是穴：患眼。

方解

阿是穴可以直达病所。另外，核桃皮有补肾作用，菊花可清头明目，艾条灸可以补肾养肝，共同作用，可治斜视。

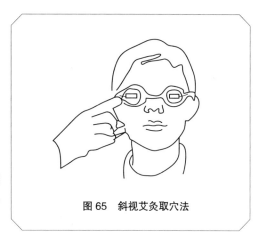

图65 斜视艾灸取穴法

方法

将核桃壳浸泡在菊花水中浸泡24小时。用18号铁丝制成眼镜架，镜框的外方再用铁丝向内弯一直角钩形，高2厘米，钩长2～3厘米。将核桃壳套在镜框上，再取4～5厘米长的艾卷段插在镜框外的铁钩上，点燃施灸。若双眼斜视灸双眼，单眼斜视则灸单眼。每次灸20分钟左右，每日1次，7次为1个疗程。

注意事项

① 不可长时间斜视某一特定目标。
② 注意眼睛的休息，防止过度疲劳。
③ 施灸时应闭目，令整个眼区感觉舒适。
④ 可适当做眼周穴位的按摩。
⑤ 病情严重者，可配合体针，或手术治疗。

面肿

面肿是指体内水液代谢障碍，水液潴留，泛溢肌肤，而引起面目浮肿的一种病症。其属于中医学"水气"的范畴。临床多表现为头面、眼睑浮肿，按之有凹陷，同时伴有恶寒怕热，肢节疼痛，身体困重，小便不利等。

🔲 原因分析

中医学认为，其病本在肾，标在肺，还与脾有关。正如《医宗必读》所说："诸经虽皆有肿胀，无不由脾、肺、肾者。"风寒外袭，肺失宣降，肺为水之上源，水道不通，流溢肌肤，而成面肿；或湿热壅盛，脾之运化失司，水液充盈肌腠而面肿；或肾气不足，肾之气化功能受阻，水溢肌肤。正如《素问·水热穴篇》说："肾者，胃之关也，关门不利，故聚水而从其类也。"

现代医学认为，此病多由急、慢性肾炎等造成水液代谢障碍所致。

🔲 治疗方法

艾条温和灸。

取穴（图66）

水分：脐中上1寸，前正中线上。

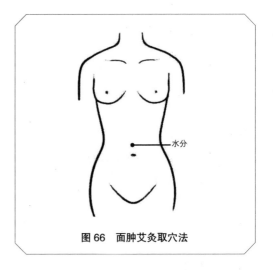

图 66　面肿艾灸取穴法

方解

水分为任脉腧穴，任脉又为"阴脉之海"，故其可通利水道，利湿行水消肿，尤对上半身以上水肿效更佳。

方法

点燃艾条，对水分穴施温和灸，每次每穴施灸5~15分钟，每日1次，10次为1个疗程。

🔲 注意事项

① 治疗期间，应无盐饮食。
② 忌食辛辣食物及烟酒。
③ 避风寒，防感冒，节房事。

面部疖肿

面部疖肿，是一种急性化脓性毛囊和毛囊周围组织的炎症。多发且反复发作则称为疖病。中医学的"疖"和"疔"与其相似。根据其发病部位不同，中医学有不同的名称。如发于颜面部位者称为"鼻疗""人中疗""虎须疗""颧疗""翻唇疗""锁口疗""舌疗""眉心疗"等；发于手部者称为"蛇头疗""托盘疗""虎口疗"等。

原因分析

中医学认为，其病因多为过食膏粱厚味、酒酪炙煿之品，脏腑积热，火毒结聚；或蚊虫叮咬，竹木刺伤，外染毒邪，以致经络气血凝滞而成。《青囊秘诀·唇疗论》曰："人有生疗于唇上，或在口角之旁，或在上下唇之际，不必论其大小，皆为脾胃之火毒也。"

现代医学认为，本病多为感染葡萄球菌所致。

治疗方法

艾炷隔蒜灸、灯心草灸。

处方 1 | 隔蒜灸

红肿期：

取穴 （图67）

曲池：屈肘，尺泽与肱骨外上髁连线的中点。

合谷：在手背，第1、2掌骨间，当第2掌骨桡侧的中点处。

大椎：第7颈椎棘突下。

血海：髌底内侧端上2寸。

阿是穴：患处。

方解

曲池为手阳明大肠经合穴，合谷为手阳明大肠经原穴，二穴可泄体内之热邪；大椎为督脉之腧穴，可清热泻火；血海为脾经之腧穴，具有凉血的作用；阿是穴可直达病所。

方法

取新鲜独头蒜切成厚约0.2厘米的蒜

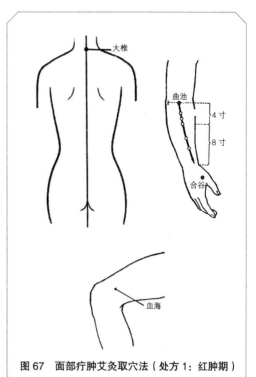

图67　面部疔肿艾灸取穴法（处方1：红肿期）

片，并用针刺数个孔。将蒜片放在上述穴位上，并置艾炷于其上，点燃。每穴灸6～8壮，每日1次，10次为1个疗程。

成脓期：

(取穴) （图68）

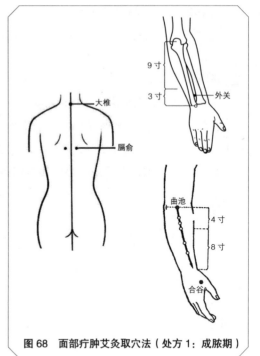

图68　面部疔肿艾灸取穴法（处方1：成脓期）

曲池：屈肘，尺泽与肱骨外上髁连线的中点。

合谷：在手背，第1、2掌骨间，当第2掌骨桡侧的中点处。

外关：腕背侧远端横纹上2寸，尺骨与桡骨间隙中点。

大椎：第7颈椎棘突下，后正中线上。

膈俞：第7胸椎棘突下，旁开1.5寸。

阿是穴：患处。

(方解)

曲池、合谷均为手阳明大肠经腧穴，可以清体内湿热、毒火；大椎为督脉腧穴可泻火解毒；外关为手少阳三焦经腧穴，可泄上、中、下三焦之邪热；膈俞为足太阳膀胱经腧穴，又为血会穴，可以凉血活血；阿是穴直达病所。诸穴共同作用，可透邪外出。

(方法)

取新鲜独头蒜，切成厚约0.2厘米的蒜片，并在上面用针穿刺数个孔。将蒜片放在上述穴位，再在上放置艾炷，并点燃。每个穴位灸6～8壮，每日1次，10次为1个疗程。

(处方2) 灯心草灸

(取穴) （图69）

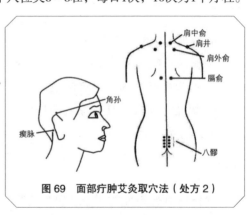

图69　面部疔肿艾灸取穴法（处方2）

膈俞：第7胸椎棘突下，旁开1.5寸。

角孙：耳尖正对发际处。

瘈脉：乳突中央，当翳风与角孙沿耳轮弧形连线的上2/3与下1/3交点处。

肩井：大椎与锁骨肩峰端连线的中点。

肩中俞：第7颈椎棘突下，旁开2寸。

肩外俞：第1胸椎棘突下，旁开3寸。

八髎：即上髎、次髎、中髎、下髎，左右共8个穴位，分别在第1、2、3、4骶后孔中。

（方解）

膈俞为足太阳膀胱经腧穴，又为血会穴，可以凉血活血，清热泻火；角孙、瘈脉为手少阳三焦经之腧穴，可以清三焦之积热；肩井为足少阳胆经腧穴，又与阳维脉交会，可以排除体内邪毒，有利于清除体内蕴积之毒火；肩中俞、肩外俞为手太阳小肠经之腧穴，可以清热解毒，清泄体内之热邪；八髎为膀胱经之腧穴，可清肾中之虚火。

（方法）

取灯心草一段，蘸取麻油后点燃，迅速灼灸上述穴位，可听见"啪"声。灸后保持皮肤清洁，可贴敷创可贴。每5天灸治1次，5次为1个疗程。

注意事项

1. 注意卫生，保持皮肤清洁。
2. 不可挤压或搔抓患处，以免感染。
3. 不可食辛辣、油腻食物，忌烟酒。
4. 多吃水果和蔬菜。

须疮

须疮，中医学称之为"羊胡疮""羊须疮""羊胡子疮"等。其是以下颌部位生疮为特征的疾病。临床多表现为患处成片发红，上起粟粒样丘疹，小如芝麻，大如黄豆，中有须毛穿过，顶有脓头，破后脓汁溢出，结痂后可愈，可孤立，亦可攒集成块，浸淫湿烂，四周红晕，但觉灼热痒痛。《医宗金鉴》说："此证生于下颌，俗名羊胡子疮。初生小者如粟，大者如豆，色红热痒微痛，破津黄水，浸淫成片，但疙瘩如攒。"

原因分析

中医学认为，其病因多为饮食不节，嗜食辛辣、酒酪炙煿之物，湿热内蕴，上蒸于面；或皮肤破溃，外染毒邪等以致此病。

现代医学认为，多由感染单纯疱疹病毒I型引发。

治疗方法

艾条温和灸。

取穴

阿是穴：下颌患处。

方解

阿是穴可直达病所，取效快，令患处湿热得清，经络得通，气血得行。

方法

点燃艾条，对阿是穴施灸，每次施灸10～30分钟，每晚施术1次，5次为1个疗程。

注意事项

① 保持患处清洁，切勿用手挤压。
② 戒除用手拔胡须的习惯。
③ 忌食辛辣厚味及酒酪。

烂弦风

烂弦风，又称为"睑缘赤烂"，俗称"烂眼边"。临床主要表现为眼睑边缘或两侧眦角糜烂发红，瘙痒；在睫毛根部有米糠样痂皮，睫毛易脱，除去米糠样痂皮，可见充血的睑缘；严重者，在睫毛根部可见黄痂粘着，除去痂皮，可见溃疡，此睫毛脱后不再生长。

原因分析

中医学认为，其病因多为卫外不固，外感风热之邪，客居睑缘，阻塞经络，气血凝滞；或饮食不节，嗜食肥腻之品及酒酪，湿热内蕴，湿热之邪上蒸；或禀赋不强，脾失健运，气血亏虚，不能濡养睑缘而致。

现代医学认为，多为感染细菌引发。

🧍 治疗方法

艾条温和灸。

取穴 （图70）

大骨空：拇指背侧指间关节横纹中点。

小骨空：小指背面，近侧指间关节横纹中点。

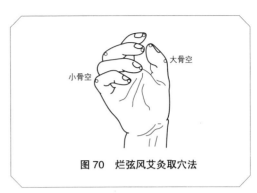

图70　烂弦风艾灸取穴法

方解

大、小骨空为经外奇穴，大骨空位于手太阴肺经循行之处，太阴又和阳明经相表里，故其可清湿热，祛风邪；小骨空位于手太阳小肠经所循行之处，故其可清心泻火，祛热邪。

方法

点燃艾条，在上述穴位施灸，每穴施灸5~10分钟，每日1次，5次为1个疗程。

🧍 注意事项

1. 注意休息，保证充足睡眠。
2. 忌食辛辣、煎炸、烧烤食品。
3. 注意眼部卫生，忌用手揉眼。

结膜炎

结膜炎，是一种有传染性的眼病，多为细菌感染或病毒引起。中医学则称其为"天行赤眼""风火眼"，俗称"红眼""火眼""红眼病"。临床多表现为白睛红赤，畏光流泪，眼涩目赤，有异物感，多眼屎，伴有头痛、心烦等症。《医学汇补》曰："天行赤眼，以肺受风热之邪上攻于目，且闾里相传，故曰天行。"

🧍 原因分析

中医学认为，本病多因外感风热之邪，经脉阻滞，郁而不宣；或肺火壅盛，复感风邪，而致邪毒上窜，令目赤；或平素饮食不节，过食辛辣、香燥之物，使胃火上冒，

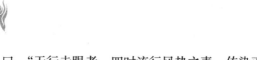

上攻于目。清代《医宗金鉴》曰："天行赤眼者，四时流行风热之毒，传染而成，老幼相传，沿门逐户，赤肿涩阳，羞明疼痛，受邪浅深，视人强弱，强者先愈，弱者迟愈。"

西医学认为，本病多由感染病毒引起。

治疗方法

艾条温和灸。

取穴 （图71）

耳尖：外耳轮的最高点（选对侧）。

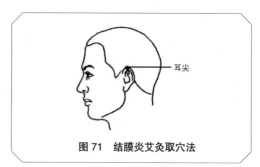

图71 结膜炎艾灸取穴法

方解

耳尖为经外奇穴，是治疗结膜炎的经验穴。

方法

艾条温和灸，每穴施灸10～15分钟，以该处有温热感为度，每日治疗1次。

注意事项

① 注意眼部卫生，不可用手揉眼。
② 劳逸结合，不可熬夜，睡眠要充足。
③ 适当注意眼睛的休息，不可长时间看书、玩电脑。
④ 调节情志，忌忧思恼怒。

角膜炎

角膜炎，是指发生在角膜的炎症，这亦是致盲的主要原因之一。中医学则称之为"凝脂翳""混睛障"。临床多表现为眼痛剧烈，角膜刺激，黑睛混浊，生翳，严重者赤脉伸入，翳色暗红，视物不见，白睛红赤，畏光、流泪，眵多黏结，甚至可继发青光眼，最后导致眼球萎缩而失明。

原因分析

中医学认为，其病因多由外感风热毒邪，内肝胆火炽，风火毒邪搏结于上而致；

或病程日久，肝肾亏虚，瘀血阻遏，黑睛被翳障所掩导致。

现代医学认为，本病多因外感细菌引起。

治疗方法

艾炷隔姜灸。

取穴 （图72）

阳溪：腕背侧远端横纹桡侧，桡骨茎突远端，解剖学"鼻烟窝"凹陷中。

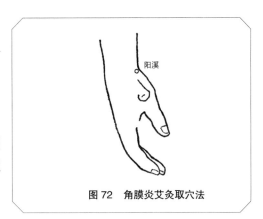

图72　角膜炎艾灸取穴法

方解

阳溪为手阳明大肠经之腧穴，阳明经多气多血，故其可清热解毒，活血通络，以消翳。

方法

艾炷隔姜灸，穴位多选对侧，即左眼患病灸右侧腧穴，右眼患病灸左侧腧穴，双眼患病灸双侧腧穴。每次施灸5～7壮，每日施灸1～2次，一般施灸3～5天即可显效。

注意事项

① 忌食辛辣刺激性食物。
② 忌酒。
③ 避免强光刺激。

迎风流泪

迎风流泪，是指每当遇到风吹时，眼泪便会簌簌而下的病症。临床表现为平日眼睛不痒不痛，亦不流泪，无任何不适，但每当遇冷风刺激后，眼泪则会自行流出，清稀而无热感。此症以老年人居多，一般多发于春秋季节。

原因分析

中医学认为，肝开窍于目，泪为肝之液，故肝血不足，则虚风内动，泪液溢出；

或肝肾亏虚，目窍失于濡养，泪窍约束无力，复感风邪，则泪溢出。

现代医学认为，本病多由泪小管异常，或因泪小管至鼻泪管阻塞或狭窄所致。成年人则多因泪囊周围眼轮匝肌松弛，泪液泵作用减弱或消失引起。

治疗方法

艾条温和灸、艾条雀啄灸。

处方1 艾条温和灸、雀啄灸

取穴 （图73）

大骨空：拇指背侧指间关节横纹中点。

小骨空：小指背面，近侧指间关节横纹中点。

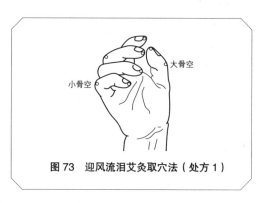

图73 迎风流泪艾灸取穴法（处方1）

方解

大、小骨空为经外奇穴，大骨空位于手太阴肺经循行之处，可疏散风热之外邪；小骨空位于手太阳小肠经所循行之处，手太阳与足太阳为同名经，故其有养血、益肝肾之功。

方法

艾条温和灸或雀啄灸，每穴施灸5～10分钟，每日或隔日施治1次，10次为1个疗程。

处方2 艾条温和灸

取穴 （图74）

四白：目正视，瞳孔直下，当眶下孔凹陷处。

承泣：目正视，当眶下缘与眼球之间。

中极：脐中下4寸，前正中线上。

脾俞：第11胸椎棘突下，旁开1.5寸。

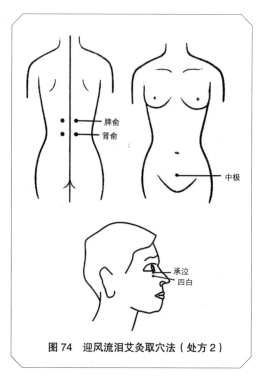

图74 迎风流泪艾灸取穴法（处方2）

肾俞：第2腰椎棘突下，旁开1.5寸。

方解

四白、承泣皆为眼旁腧穴，可调和局部气血，以养目；中极为任脉腧穴，又为膀胱募穴，且与肝、脾、肾三经相交，可调肝、脾、肾之经气；脾俞、肾俞皆为膀胱经腧穴，又分别为脾、肾之背腧穴，故二穴可补气固摄，益肾养精固摄。

方法

施艾条温和灸，每穴施灸5~15分钟，每日或隔日治疗1次。

注意事项

① 注意眼睛休息，避免视疲劳。
② 调整心态，忌忧思恼怒。
③ 忌食辛辣食物。
④ 节制房事。
⑤ 注意眼部卫生。

上睑下垂

上睑下垂，是指眼睛的上眼睑部分或全部不能自行抬起而下垂，掩盖部分或全部瞳孔，而影响到视觉功能的病症。其又被称为"眼肌麻痹"，中医学则称其为"上胞下垂""睢目""眼废"。临床多表现为发病缓慢，双眼上眼睑下垂，时轻时重，休息后减轻，劳累后加重，重者可视一为二，可伴倦怠乏力、吞咽困难等症。《目经大成》曰："视目内如常，自觉亦无恙，只上下左右两睑，日夜长闭而不能开，攀开而不能眨，……以手指抬起眼皮，方能视。"

原因分析

中医学认为，此多为体弱，卫外不固，风邪外袭筋脉，筋脉弛缓；或脾胃虚弱，气血不足，血不荣筋，筋肉失养，弛缓不用，以致上举无力。

现代医学认为，上睑下垂是提上睑肌功能不全或丧失所致。先天多与遗传因素有关；后天多因交感神经疾患如动眼神经麻痹、外伤引起的提上睑肌损伤，重症肌无力及进行性眼外肌麻痹。

🧍 治疗方法

艾条温和灸、艾炷隔姜灸。

处方1 艾条温和灸

取穴 （图75）

三阴交：内踝尖上3寸，胫骨内侧缘后际。

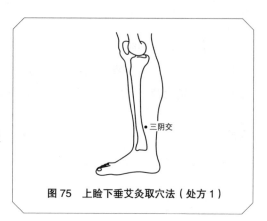

图75 上睑下垂艾灸取穴法（处方1）

方解

三阴交为足太阴脾经之腧穴，又是足太阴、少阴、厥阴三经的交会穴，可健脾益气，补益气血；又因上眼睑为脾所主，故取脾经三阴交，可治本症。

方法

取双侧三阴交。点燃艾条，距穴位2~3厘米施灸，每穴灸5~10分钟，至皮肤潮红。每日1次，5次为1个疗程。

处方2 艾炷隔姜灸

取穴 （图76）

中脘：脐中上4寸，前正中线上。

关元：脐中下3寸，前正中线上。

足三里：犊鼻穴下3寸，胫骨前嵴外1横指处。

三阴交：内踝尖上3寸，胫骨内侧缘后际。

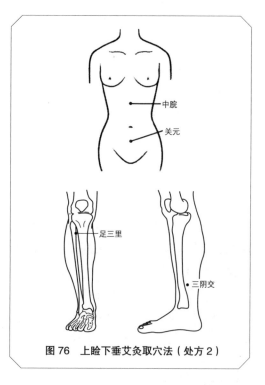

图76 上睑下垂艾灸取穴法（处方2）

方解

中脘为任脉之腧穴，又是胃之募穴和腑会穴，具有健脾胃、补后天之功效；关元也为任脉之腧穴，又为小肠的募穴和足三阴经的交会穴，具有强壮身体和补益气血之作用；足三里是足阳明胃经之腧穴，又是合穴，可以调补后天，补益气血；三阴交是足太阴脾经之腧穴，又是太阴、少阴、厥阴的交会穴，可以健脾胃，补中气，益气血。

方法

切0.2 ~ 0.3厘米厚的新鲜姜片，将姜片放在上述穴位，并放置艾炷，点燃。每穴灸4 ~ 5壮，每日1次，10次为1个疗程。

注意事项

1 合理安排工作休息时间，不可睡眠过晚。
2 注意劳逸结合，不可过于劳累。
3 重症肌无力者，应配合药物治疗。
4 先天性病人，如疗效不明显，可考虑手术。

腮腺炎

腮腺炎，是以发热、耳下腮部漫肿为主要特征的病症。一年四季均可发病，但以春冬季较易流行。中医学称之为"痄腮""蛤蟆瘟""鸬鹚瘟"。其临床多表现为有2周左右潜伏期，可有发热、头痛、恶心、呕吐、全身疲乏等症状；继则肿胀发生在一侧或两侧耳下腮部，呈漫肿，边缘不清，触之有硬块，张口不利，咀嚼困难，同时疼痛拒按，大便硬，小便黄。《疡科心得集·鸬鹚瘟》曰："……生于耳下，或发于左，或发于右，或左右齐发。"

原因分析

中医学认为，其病因多为外感风湿邪毒等疫毒之气，从口鼻入，蕴结经脉，聚而不散，滞结于腮部所致。《医门法律》曰："腮肿亦名痄腮，因风热或膏粱厚味而作。"

现代医学认为，腮腺炎是由腮腺炎病毒引起的一种急性呼吸道传染病，除儿童外，成人亦可感染。腮腺炎病毒可通过飞沫传染，也可通过尘埃传染。

治疗方法

火柴灸。

（图 77）

角孙：当耳尖正对发际处。

角孙为手少阳三焦经腧穴，又为手
足少阳经、手阳明经的交会穴，可清泄
胆经和阳明经蕴结之热毒，使之发散透
达，消肿散结。

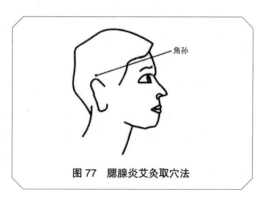

图 77 腮腺炎艾灸取穴法

方法

施火柴灸。先剪去角孙穴周围毛发，再将火柴点燃后迅速吹灭，即刻点灸角孙
穴，每日1次，3次为1个疗程。

👤 注意事项

① 对患儿应注意隔离。
② 饮食宜清淡，多饮水，保持大便畅通。
③ 忌肥腻和辛辣食物。

小贴士

治腮腺炎二则

1. 选鲜而多汁的仙人掌1块，剥掉外皮和小刺，捣烂如泥，外敷患处，每天换敷1次，
一般2～3天即可治愈。

2. 取豆腐30克，绿豆6克，冰糖50克，水煎服，每日1剂，连服3天。

单纯疱疹

单纯疱疹，中医学称为"热疮""热气疮""火燎疮"等。其是一种在热病过程中，
在口鼻周围发生疱疹的皮肤疾病。临床多表现为在口角、唇缘、鼻孔附近等处皮肤发
红、灼热，并有疼痛，继而出现针尖大小水疱或丘疱疹，呈群集性，内有疱液，开始
澄清，后逐渐混浊，破后露出糜烂面，有脂水，干后结痂而愈，愈后留有色素沉积，

日久消退。隋朝《诸病源候论》曰："初作瘭浆，黄汁出，风多则痒，热多作痛。"

原因分析

中医学认为，其病因多为过于劳累，饥饱劳碌，脾胃不和，湿热内聚，积久化毒，上熏头面；或身感热病，复受风邪时毒，风热毒邪上蒸头面，以致病生。《圣济总录》说："热疮本于热盛，风气因而乘之，故特谓之热疮。"《诸病源候论》亦曰："诸阳气在表，阳气盛则表热。因运动劳役，腠理则虚而开，为风邪所客。风热相搏，留于皮肤则生疮。"

现代医学认为，此病多因感染单纯疱疹病毒所致。常在高热、经期或劳累时发生。

治疗方法

贴棉灸。

取穴

阿是穴：病灶部位。

方解

阿是穴可直达病所，取效快。

方法

让病人暴露患处，取薄棉1层，覆盖在患处，用火柴将一端点燃灸之，每日灸1次，5次为1个疗程。

注意事项

① 忌食辛辣、酒酪及膏粱厚味。
② 保持患处清洁、干燥。
③ 忌搔抓患处。

慢性唇炎

慢性唇炎，中医学称为"舔唇风""驴嘴风""沈唇""唇紧""唇风"等。其是以口唇肿胀、湿烂脱屑为特征的皮肤病。临床多表现为初起多在下唇，患处发红、发痒，有烧灼感，起水疱，破裂流水，糜烂结痂，痂落有红肉露出，经久难愈，此病常可延至整个嘴唇。一般该症多见于女孩或年轻女性，并有咬唇或舔唇习惯。清代《医宗金鉴·外科心法要诀》曰："此证多生下唇，……初起发痒，色红作肿，日久破裂流水，疼如火燎，又似无皮，如风盛则不时眴动。"

原因分析

中医学认为，此病多因平素饮食不节，过食膏粱厚味、酒酪炙煿之物，湿热内聚，上蒸口唇；或七情不调，思虑过度，脾失健运，湿邪内生，蕴久化热，熏蒸于面；或平素有舔唇之癖，伤及皮毛，又感风热之邪，以致病生。隋朝《诸病源候论》曰："脾胃有热，气发于唇，则唇生疮，而重被风邪，寒湿之气搏于疮，则微肿湿烂，或冷或热，乍瘥乍发，积月累年，谓之紧唇，亦名沈唇。"

现代医学认为，其病因不明，可能与日光照射、长期化妆品的刺激或口腔的慢性病灶有关。

治疗方法

艾炷直接灸。

（图78）

承浆：颏唇沟的中点。

合谷：在手背，第1、2掌骨间，当第2掌骨桡侧的中点处。

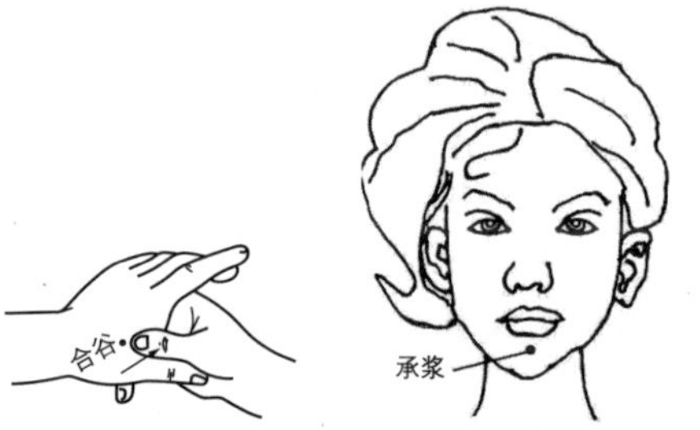

图78　慢性唇炎艾灸取穴法

承浆为任脉腧穴，又位于下唇旁，可改善局部气血；合谷为手阳明经腧穴，"面口合谷收"，故可治疗面部疾病。

方法

取艾炷，先灸合谷，再灸承浆，每穴施灸3壮。

注意事项

① 多吃新鲜蔬菜和水果。

② 忌食辛辣食物及酒酪。
③ 戒除咬唇、舔唇等不良习惯。
④ 保持大便畅通。

白秃疮

白秃疮，西医学称其为"白癣"，是一种发于头皮毛发的传染性皮肤病。中医学又称其为"白痢痢""癞头疮""白秃""秃疮"等。临床多表现为患部毛孔处有淡红色丘疹，上有白色鳞屑，中有毛发穿过。渐扩大，融合成圆形灰色鳞屑斑，边界清晰。日久扩大成片，其上病变干燥变脆，易折断，根部有套样的鞘，易于松动拔除而不疼。隋朝《诸病源候论·白秃候》说："白秃之候，头上白发斑驳。初似癣而上有白皮屑，久则生痂瘰成疮，遂至遍头。……头发秃落，故谓之白秃也。"

原因分析

中医学认为，其多因体质不强，接触使用过的理发工具传染而成；或卫外不固，风邪侵入，聚而不散，阻遏气血，发失所养，以致病发。

现代医学认为，本病多因感染真菌铁锈色小孢子菌所致。

治疗方法

艾条雀啄灸、艾炷隔姜灸。

 处方1 艾条雀啄灸

取穴

阿是穴：皮损处。

方解

阿是穴可直达病所，行气活血，驱邪外出。

方法

点燃艾条，对阿是穴施雀啄灸。每次施灸15～20分钟，隔日治疗1次。

处方 2 艾炷隔姜灸

取穴 （图 79）

然谷：足舟骨粗隆下方，赤白肉际处。

足三里：犊鼻穴下 3 寸，胫骨前嵴外 1 横指处。

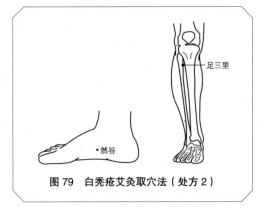

图 79 白秃疮艾灸取穴法（处方 2）

方解

然谷为足少阴肾经之荥穴，可以泄湿热；足三里为足阳明胃经之合穴，可以行气血，清湿热之邪。

方法

取鲜姜切成 1 元硬币厚，上面穿几个孔。将姜片放在选取穴位上，再在姜片上放艾炷，点燃。每穴灸 5 ~ 7 壮，每日施灸 1 次。

 注意事项

① 讲求卫生，尤其注意个人卫生。
② 尽量避免使用别人的帽子、头巾、枕巾等。
③ 理发工具要加强消毒。

面神经炎

面神经炎，是指以面部表情肌群运动功能障碍为主要特征的一种疾病，俗称"面神经麻痹"。其主要表现为患侧（多为单侧）表情肌瘫痪，抬头纹消失，眼裂扩大，眼闭合不全，鼻唇沟消失，口角下垂，患侧面部被拉向健侧。本病可发生于任何年龄，但以中青年为多，男性多于女性，春秋两季发病率较高。《灵枢·经筋》曰："其病……卒口僻，急者目不合；热则筋纵目不开。颊筋有寒则急，引颊移口。"

原因分析

中医学认为，平素禀赋不强，卫外不固，外感风寒或风热之邪，外邪客于面部经脉，阻滞气血运行，以致面部肌肉失去濡养而纵缓不收。

现代医学认为，本病多因受冷风刺激，导致面神经水肿、缺血、缺氧，引起神经变性。

治疗方法

艾炷隔姜灸。

取穴 （图80）

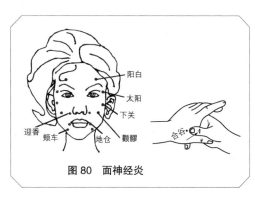

图 80 面神经炎

主穴：

太阳：眉梢与目外眦之间，向后约1横指的凹陷中。

下关：在面部，颧弓下缘中央与下颌切迹之间凹陷处。

颧髎：目外眦直下，颧骨下缘凹陷处。

地仓：口角旁0.4寸（指寸）。

配穴：

阳白：目正视，瞳孔直上，眉上1寸。

颊车：下颌角前上方1横指凹陷中，咀嚼时咬肌隆起最高点处。

迎香：鼻翼外缘中点，当鼻唇沟中。

合谷：在手背，第1、2掌骨间，当第2掌骨桡侧的中点处。

方解

太阳、下关、颧髎、地仓皆为面部腧穴，可疏调局部经脉气血。下关、地仓、颊车乃足阳明胃经之腧穴，迎香为手阳明经腧穴，阳明经多气血，可补益气血，濡养纵缓不收之筋脉；颧髎为手少阳、太阳经的交会穴，少阳少气多血，太阳为经外奇穴，二穴可疏导局部之经气，濡润经筋；阳白为足少阳胆经腧穴，又为和阳维脉的交会穴，对眼睛的闭合及耳后症状有效；合谷为手阳明经腧穴，为循经远取，"面口合谷收"，故可治疗对侧面部疾患。

方法

选用主穴和1～3个配穴。取新鲜姜，切成0.3～0.4厘米厚的片（约为5分硬币厚度），用针在其上穿透数个小洞。将姜片放置在应施灸的穴位上，再在其上置点燃的艾炷。每穴连灸3～7壮，局部皮肤潮红。若中途姜片烤干皱缩，或受术者感灼痛时，应更换姜片。每日1次，10次为1个疗程，疗程间休息1～2日。

注意事项

① 发病后要及早治疗。
② 治疗初期刺激量不宜过大，尤其是对于体弱、年老者更应注意。
③ 可适当配合面部按摩及热敷。
④ 避免风寒袭面，不可面对风扇吹风。
⑤ 预防眼睛进灰尘等异物，可戴眼罩。

面肌痉挛

面肌痉挛，是一种以面部肌肉阵发性抽动或跳动为表现的顽固性疾病。其轻者只表现在眼睑周围的抽动或跳动；严重者可波及口角和面部，甚至半个面颊都有牵拉感，而且跳动或抽动的频率加快，入睡后跳动停止。

原因分析

中医学认为，其病因多为体质虚弱，气血亏虚，面部筋脉失养；或肝肾不足，虚火上炎；或内有余邪，阻滞经脉，面部筋脉失于濡养所致。

西医学认为，其病因目前不清，多认为由于面神经在面部耳门附近受小脑后下动脉分支压迫，造成传入感觉纤维与传出感觉纤维发生"短路"，激活运动纤维所致。

治疗方法

艾条雀啄灸或温和灸。

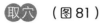（图 81）

主穴：

阿是穴：病灶区域。

配穴：

气血不足者：

中脘：脐中上4寸，前正中线上。

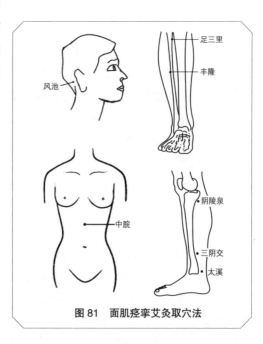

图 81 面肌痉挛艾灸取穴法

足三里：犊鼻穴下3寸，胫骨前嵴外1横指处。

遇风加重者：

风池：枕骨之下，胸锁乳突肌上端与斜方肌上端之间凹陷中。

肝肾阴虚者：

三阴交：内踝尖上3寸，胫骨内侧缘后际。

太溪：内踝尖与跟腱之间凹陷处。

痰湿阻络者：

阴陵泉：胫骨内侧下缘与胫骨内侧缘之前的凹陷中。

丰隆：外踝尖上8寸，条口穴外1寸，胫骨前肌的外缘。

方解

阿是穴可以疏通局部经络，促进气血的流通，令气血濡润筋脉；中脘为胃之募穴，足三里为足阳明胃经之腧穴，又为合穴，阳明经多气多血，则可生化气血，荣养经脉；风池为足少阳胆经与阳维脉的交会穴，可以疏散风邪而解痉挛；三阴交为肝、脾、肾三阴经的交会穴，太溪为肾经原穴，此二穴可滋补肝肾之阴，以调理气血；阴陵泉为脾经腧穴，又为合穴，丰隆为足阳明胃经腧穴，二穴合用可祛湿化痰，疏通经络，促进气血的畅通运行。

方法

取阿是穴，并随症选取2~3个配穴。采用雀啄灸或温和灸的方法，用补法或平补平泻手法，每穴5分钟，隔日1次，10次为1个疗程。

注：阿是穴为面肌痉挛的中心点或称扳机点。

注意事项

1. 保持心态平和，避免过度紧张和激动。
2. 注意劳逸结合，避免过度疲劳。
3. 做好防护，避免受风邪或寒邪的侵袭。
4. 生活要有规律性，保证充足的睡眠。
5. 此症病程长，应配合医生耐心治疗。

神经性皮炎

神经性皮炎，是以阵发性皮肤瘙痒和皮肤呈苔藓化为特征的慢性炎症皮肤病。由于其顽固难愈，又被称为"顽癣"。《外科大成》记载："坚硬如牛领之皮者，为牛皮癣。"临床多表现为皮肤表面粗糙，纹理加深，纵横无定，轮廓全无，表面有糠皮样鳞屑，有阵发性瘙痒，搔则顽痹，不知痒痛，往往夜间瘙痒加重，常年久不愈，一般夏季加重，冬季缓解。

原因分析

中医学认为，其病因多以内因为主，心绪烦扰，七情内伤，内生心火而致。心主血脉，心火亢盛，伏于营血，令血热生风，有风则痒，风盛则血燥，血燥则令肌肤失于濡养而致皮肤肥厚，呈苔藓化。

现代医学认为，其病因目前不清，多认为与神经、精神因素有关，可能因大脑皮层的兴奋与抑制功能失调所引起。另外，还与胃肠功能障碍、内分泌紊乱、感染性病灶的致敏，以及化学物质的刺激、搔抓等诱因有关。

治疗方法

艾炷灸。

取穴

阿是穴：皮损局部。

方解

阿是穴可直达病所，快速取效。

方法

在皮损处涂以少量蒜汁，将小艾炷（如火柴头大），以间隔1.5厘米排列，点燃；待燃尽，上复创可贴即可。每天施灸1次。

注意事项

① 调节情志，保持心情舒畅。

❷ 忌吃辛辣食物和酒酪。

❸ 患处不宜搔抓和用热水洗烫。

银屑病

银屑病，是以皮肤上起红疹，表面有层层银屑，搔之脱落为特征的皮肤病。中医学称之为"白疕""松皮癣""干癣""白壳疮"。临床多表现为起病突然，初为红斑或粟疹，大小不一，边界清楚，上有多层白色鳞屑，刮掉后有光滑薄膜，除掉此膜，可见有筛状出血点；皮疹呈钱币状、蛎壳状；指甲有针尖大小凹点，甲板混浊枯厚。正如《诸病源候论》所说："干癣但有匡廓，皮枯索痒，搔之白屑出是也。"

👤 原因分析

中医学认为，其病因多由平素血热，外受风邪，风盛则血燥，肌肤失养，故见增厚、脱屑；风燥日久，伤阴耗血，而致血虚血燥，故皮肤干燥，层层鳞屑。清代《外科大成·白疕》曰："白疕，……由风邪客于皮肤，血燥不能荣养所致。"

现代医学认为，其病因目前不清，但多认为与遗传、感染、代谢障碍、内分泌、免疫、神经、精神等因素有关。

👤 治疗方法

艾炷隔蒜灸。

取穴

阿是穴：患处。

方解

阿是穴可直达病所，活血凉血，通络消瘀，祛风止痒。

方法

艾炷隔蒜灸，将大蒜捣烂敷在患处。如病灶大，可每1.5厘米放1炷，每次施灸1~3壮，可每日或3日施灸1次，10次为1个疗程。

注意事项

1. 注意防寒，避免感冒。
2. 忌食羊肉、辛辣食物及酒酪。
3. 不宜用热水洗烫患处。
4. 不宜用刺激性外用药物。
5. 保持心态平和，忌忧思恼怒。

白癜风

白癜风，指以皮肤上生有白斑，斑内毛发变白为特征的一种皮肤病。正如《诸病源候论》所说："白癜者，面及颈项身体皮肉色变白，与肉色不同，亦不痒痛，谓之白癜。"临床多表现为皮肤生有白斑，其色乳白，大小不一，数目不定，斑内毛发变白，逐渐扩大，边界清楚，周围皮肤颜色加深，多呈褐色；斑内可有岛状褐色斑点，可发生在身体任何部位，但多见于面、颈、手背及躯干，常无任何自觉症状。

原因分析

中医学认为，其病因多为腠理不密，卫外失固，感受风邪侵袭，闭阻经络，气血失和；或七情不遂，肝郁气滞，血行不畅，肌肤失养；或跌仆损伤，瘀血阻络，肌肤失温煦濡养而生白斑。

现代医学认为，其病因目前不清，但认为多和自身免疫异常，某些神经介质损伤黑素细胞或抑制黑素细胞的形成，黑素细胞的自身破坏以及遗传因素等有关。

治疗方法

艾炷非化脓灸、艾条温和灸。

取穴 （图82）

左右手中指节宛宛中。

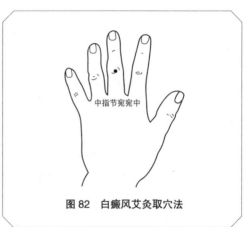

图82 白癜风艾灸取穴法

方解

此穴为经外奇穴，是治疗白癜风之

经验穴。其位于手少阳三焦经循行旁，少阳经为多气之经，气为血之帅，气行则血行，故其可消风通络，行气和血，以濡养肌肤。

方法

艾炷非化脓灸，每穴灸3~5壮，每日1次，12次为1个疗程；艾条温和灸，每穴灸5~15分钟，每日1次，每10次为1个疗程。

注意事项

1. 心情舒畅，忌忧思恼怒。
2. 不可滥用外用药物。
3. 忌食辛辣、油腻食物，多食豆制品、黑木耳、核桃、黑芝麻等。
4. 可对局部进行按摩，促进血液循环。

皮肤瘙痒症

皮肤瘙痒症，是一种以皮肤瘙痒，但无原发皮损为特征的皮肤病。中医学称之为"风瘙痒""风痒""痒风"等。临床多表现为身体某处或全身瘙痒，但无任何疹疥，特别是夜晚瘙痒尤甚，令人心烦难眠，甚至搔抓出血，仍不能解痒，皮肤上可见抓痕累累。一般成年人多发，老年人尤甚。此病正如《外科证治全书》所讲："痒风，遍身瘙痒，并无疮疥，搔之不止。"

原因分析

中医学认为，其病因多由风邪引起，风盛则痒。风有内风和外风之分，内风多由七情内郁，五志化火，血热生风；或年老体虚，气血不足，血虚生风；或瘀血阻络，气血运行不畅，肤失濡养，生风作痒。外风则多由禀赋不强，食入鱼腥海味及辛辣之品，蕴积湿热而生风；或外感风热之邪，侵袭肌腠，客于肌肤而痒。

现代医学认为，目前病因不清，但多和某些系统疾病，如神经系统疾病、糖尿病、肝胆病、血液病、变应性疾病、精神焦虑、药物反应，或气候变化，接触粉尘、纤维、尘螨等有关。

治疗方法

艾条温和灸、艾炷非化脓灸。

取穴　（图83）

血海：髌底内侧端上2寸。

膈俞：第7胸椎棘突下，旁开1.5寸。

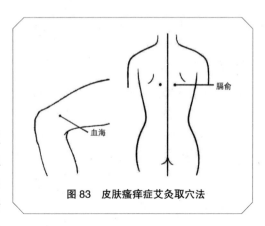

图83　皮肤瘙痒症艾灸取穴法

方解

血海为足太阴脾经腧穴，脾能益气又能统血，故其可理气祛瘀，养血活血祛风；膈俞为足太阳膀胱经腧穴，又为血会穴，能凉血活血，通络消风，"血行风自灭"，又可清湿热，排浊秽。二穴合用，可濡养肌肤，祛风邪，止瘙痒。

方法

艾条温和灸，每穴施灸5~15分钟，每日治疗1次，5次为1个疗程；艾炷非化脓灸，每穴施灸5~7壮，每日1次，7次为1个疗程。

注意事项

① 调节情志，忌忧思恼怒。

② 忌食鱼腥发物和刺激性食物。

③ 忌用热水洗烫。

④ 不可搔抓皮肤，以免感染。

⑤ 内衣、内裤最好选用纯棉织品。

冻疮

冻疮，是一种因冻而生疮的皮肤病。中医学又称之为"冻烂疮""冻风""冻烂肿疮"等。临床多表现为皮损初起，肤色苍白，继之变为肿块，色泽紫暗，边界不清，四周红晕，压之褪色，表面皮肤绷紧亮泽，触之柔软；冻久，皮色青紫，上有水疱或大疱，破后血水渗出，形成溃疡，愈后有色素沉着或萎缩性疤痕。本病多发在严冬之季，好发于妇女、儿童及体虚者。以手背、足缘、足跟、鼻尖、耳廓最为多见。《疡科心得集》曰："冻疮，……初起紫斑，久则变黑，腐烂作脓，手足耳边俱有之。"

👤 原因分析

中医学认为，其病因多为素体阳虚，卫外不固，寒邪侵袭，客居经脉，凝滞气血，肌肤不得荣养而成。《外科证治全书》记载："触冒严寒之气，伤及皮肉，致气血凝结。初起紫斑硬肿，僵木不知痛痒，名曰冻疮。"《洞天奥旨》亦记载："冻疮，犯寒风冷气而生者也。贫贱人多生于手足，富贵人多犯于耳面，先肿后痛，痛久则破而成疮，北地严寒尤多。此症更有冷极而得者，手足十指尚有堕落者。"

现代医学认为，本病主要是由于皮肤受寒冷刺激而引起毛细血管收缩，血液循环减少，皮肤缺血缺氧，血管麻痹，血浆渗出皮下组织，局部红肿、瘙痒，形成冻疮；或由自主神经功能紊乱，肢端血液循环障碍而引发。

👤 治疗方法

艾炷隔姜灸。

 取穴

阿是穴：冻伤处。

 方解

阿是穴可以直达病所，迅速取效。

方法

将姜片放于阿是穴，再在姜片上施放艾条，连灸5～7壮，以局部有舒适的温热感为度，每日1次。

👤 注意事项

❶ 注意防寒保暖。
❷ 鞋靴应保暖宽松。
❸ 严冬可多吃羊肉、牛肉、姜、葱、胡椒、萝卜、茴香、韭菜等。

荨麻疹

荨麻疹是一种皮肤起风团，伴有瘙痒的皮肤病。中医学称其为"风疹块""鬼饭疙瘩""风瘙瘾疹"等。临床多表现为皮肤突然起风疹或风团，色泽鲜红、淡红或瓷白，可稀疏散在，亦可融合成片，扪之热红，瘙痒剧烈，发生迅速，消退亦块，消退后不留痕迹。

原因分析

中医学认为，其病因既有外因，又有内因，或内外因结合致病。多因先天禀赋不强，卫外失固，外邪乘机袭入，客于肌腠；或饮食失宜，脾胃不和，蕴湿生热，郁于肌肤；或情志不遂，郁而化火，火热生风，而诱发本病。

现代医学认为，其致病因素很多。如异性蛋白（鱼、虾、蟹、蛋等）的摄入；各种药物的使用，如呋喃唑酮、青霉素等；花粉、灰尘、细菌的吸入；接触化学物质等，引起皮肤真皮表面毛细血管炎性病变所致。

治疗方法

艾炷隔姜灸、艾条温和灸。

取穴 （图84）

膈俞：第7胸椎棘突下，旁开1.5寸。
血海：髌底内侧端上2寸。
神阙：脐中央。

方解

血海为足太阴脾经之腧穴，可补血活血，"血行风自灭"，故其可消风止痒；膈俞为足太阳膀胱经腧穴，又为血会穴，可以凉血活血，化瘀祛风；神阙为任脉腧穴，任脉为"阴脉之海"，其又内连五脏六腑，故可调脏腑经气，调和阴阳。

方法

艾条隔姜灸，将姜片放在穴位上，

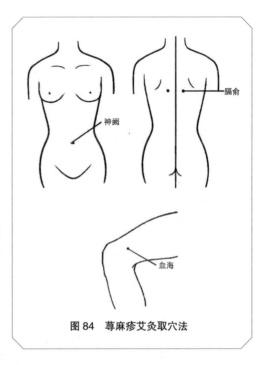

图84 荨麻疹艾灸取穴法

艾条施温和灸，每穴灸10～15分钟，以局部皮肤红晕为度，每日治疗1次，20次为1个疗程；艾炷隔姜灸，每穴施灸4～6壮，每日治疗1次，10次为1个疗程。

注意事项

① 调节情志，忌忧思恼怒。
② 忌食鱼腥发物、辛辣炙煿之物及酒酪。
③ 远离羽毛、花粉等致敏物质。
④ 加强营养，提高体质。

慢性湿疹

湿疹是指以皮肤瘙痒，湿烂浸淫为特征的皮肤病。慢性湿疹多是由急性湿疹久治不愈演变而成。临床多表现为皮疹表面的皮肤浸润变厚，干燥粗糙，有皮屑，且色泽暗淡不红，边界清楚，自觉瘙痒甚剧，略见出水。隋朝《诸病源候论·浸淫疮候》曰："浸淫疮，是心家有风热，发于肌肤。初生甚小，先痒后痛而成疮，汁出浸渍肌肉，浸淫渐阔乃遍体。其疮若从口出，流散四肢者，则轻；若从四肢生，然后入口者，则重。以其渐渐增长，因名浸淫也。"根据发病部位的不同，中医学又有不同的名称。若浸淫遍体，滋水极多者，称"浸淫疮"；以丘疹为主者，称"血风疮"或"粟疮"；发于婴儿者，称"奶癣"。

原因分析

中医学认为，其病因多为思虑伤脾，脾失健运，湿从内生，浸淫成疮；或久病湿疹未愈，渗水日久，伤阴耗血，血燥生风。

现代医学认为，此病与遗传基因、过敏体质有关，并与精神紧张、过度疲劳也有关。

治疗方法

艾条温和灸。

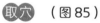 （图85）

曲池：屈肘，尺泽与肱骨外上髁连线的中点。
血海：髌底内侧端上2寸。

曲池为手阳明大肠经之合穴，气血流注于此，故功能行气血，通经络，搜风祛湿止痒；血海为足太阴脾经腧穴，可以理气祛瘀，养血润燥，理血调经，消风止痒，寓有"血行风自灭"之意。

方法

艾条温和灸，每日施灸1～2次或隔日1次，每穴施灸15～20分钟。

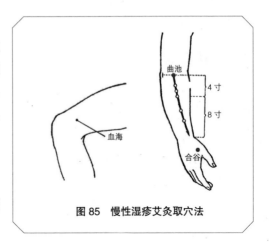

图85 慢性湿疹艾灸取穴法

👤 注意事项

① 本病病程较长，须坚持施灸。

② 忌吃鱼虾海味、辛辣发物及酒。

③ 贴身内衣宜为纯棉织品。

④ 患处不宜搔抓或洗烫。

⑤ 调节情志，忌忧思恼怒。

夏季皮炎

夏季皮炎，中医学称为"暑热疮"。其是以夏季气候炎热，温度高，湿度大，而诱发的皮肤疾患。清代《疡科心得集》记载："夏令暑蒸炎热，肌体易疏，遇冷饮冷，遇热最易入内。……为瘰，为暑热疮。"临床多表现为患处焮红，渐肿胀，上有粟疹，色红成片，有瘙痒；或迭起水疱，揩破湿烂，日久浸渍，日久干涸，皮肤粗糙。本病多见青年女性，好发头面、四肢、肩臂等暴露之处。

👤 原因分析

中医学认为，其病因多为禀赋不强，内蕴积热，外受光毒，内外之热相搏，拂郁肌肤；或卫外不固，暑热光毒，蕴郁肌腠，不得宣泄，而致病发。隋朝《诸病源候论·夏日沸烂疮候》曰："盛夏之月，人肤腠开，易伤风热。风热毒气，搏于皮肤，则生沸疮，其状如汤之沸。轻者币币如粟粒；重者，热汗浸渍成疮，因以为名，世呼为沸子也。"

现代医学认为，本病多因夏季汗多，汗液对皮肤的刺激而成此病。

治疗方法

艾条温和灸。

取穴 （图86）

曲池：屈肘，尺泽与肱骨外上髁连线的中点。

血海：髌底内侧端上2寸。

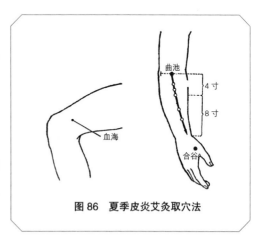

图 86　夏季皮炎艾灸取穴法

方解

曲池为手阳明之合穴，可以清热泻火解毒；血海为足太阴脾经腧穴，可以凉血活血，消风止痒。

方法

点燃艾条，在以上穴位施温和灸。每穴灸10～15分钟，每日或隔日施灸1次。

注意事项

1. 做好防暑，室内宜通风，室外需遮阳。
2. 多吃水果和蔬菜。
3. 经常洗浴，保持皮肤清洁。
4. 外涂药物应谨慎。

席疮

席疮，相当于西医学的褥疮，俗称"压疮"。其是指身体久着席褥而生疮的皮肤病。临床多表现为患处溃疡大小不一，多为圆形，疮边缘微硬而隆起，皮损深者上宽下窄，肉芽生长迟缓，常伴有臭味及稀薄分泌液；皮损多在尾骶、背脊等部位，常见于半身不遂病人。清代《外科真诠·席疮》曰："席疮乃久病着床之人，挨擦磨破而成，上而背脊，下而尾闾。"

👤 原因分析

中医学认为，其病因多为久病而长期卧床，或不能自行转侧者，经络受遏，气血不行，肌腠失养，又因摩擦挤压，皮肤破溃成疮。

现代医学认为，由于人体局部组织长时间受压，导致血流障碍，而产生皮肤和深层组织坏死。

👤 治疗方法

艾炷隔姜灸、艾条温和灸。

处方1　艾炷隔姜灸

取穴

阿是穴：皮损部位。

方解

阿是穴可直达病所，取效快。正如《类经图翼》所说："已溃而灸，则能补接阳气，易于收敛。"

方法

取鲜姜，切成1元硬币厚，再用牙签在上面穿几个洞，放在阿是穴上。再将艾炷放在姜片上，并点燃。每次灸5～10壮，每日治疗1次，10次为1个疗程。

处方2　艾条温和灸

取穴

阿是穴：皮损部位。

方解

阿是穴可直达病所，取效快。

方法

将艾条点燃，对阿是穴施温和灸，每次施灸20～30分钟，以受术者感到温暖且可耐受为度。每日施灸1～2次，10次为1个疗程。

注意事项

① 加强对受术者护理，按时翻身、按摩和拍打。
② 保持床单干净、平整，最好选用纯棉织品。
③ 保持疮面清洁卫生。
④ 加强营养，可常吃山药、大枣、胡桃、芝麻、芒果、荔枝等。

硬皮病

硬皮病，是以皮肤及多系统胶原纤维硬化为特征的结缔组织疾病。其分为局限性和系统性两型。中医学则称之为"皮痹""皮痹疽"。隋朝《诸病源候论》曰："痹者……其状肌肉顽厚，或肌肉酸痛……由血气虚则受风湿而成此病，日久不愈，入于经络，博于阳经，亦可全身体手足不随。"本病常见于中青年女性。临床多表现为皮肤菲薄，形似皮革，光如涂蜡，不能捏起，表情消失，鼻尖如鹰，口难开，指尖细。

原因分析

中医学认为，其病因多为禀赋不强，肾气不足，肌肤失养，风寒湿邪乘虚而入，阻滞经脉，气血难行，肌肤失养；或体虚体弱，荣卫失和，经脉难行，肌肤失濡润而致病。

现代医学认为，本病多系免疫性疾病，并与感染、内分泌失调及神经精神因素有关。

治疗方法

艾条雀啄灸、艾炷隔姜灸。

处方1 艾条雀啄灸

取穴 （图87）

大椎：第7颈椎棘突下，后正中线上。
肾俞：第2腰椎棘突下，旁开1.5寸。
脾俞：第11胸椎棘突下，旁开1.5寸。

命门：第2腰椎棘突下，后正中线上。

气海：脐中下1.5寸，前正中线上。

血海：髌底内侧端上2寸。

肺俞：第3胸椎棘突下，旁开1.5寸。

膈俞：第7胸椎棘突下，旁开1.5寸。

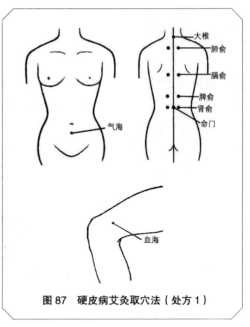

图87　硬皮病艾灸取穴法（处方1）

方解

大椎为督脉腧穴，与手、足阳经交会，肾俞为肾之背俞穴，二穴可振奋阳气，以散寒邪，"益火之源，以消阴翳"；脾俞为脾之背俞穴，命门为督脉腧穴，二穴可补益气血，祛寒通络；气海为任脉腧穴，血海为脾经腧穴，二穴可补益气血，散除湿邪；肺俞为肺的背俞穴，膈俞为血会穴，二穴可行血祛风，"治风先治血，血行风自灭"。

方法

将以上腧穴分为4组轮流选用，每次选取1组。点燃艾条，对穴位施雀啄灸，每穴灸15～20分钟。每日治疗1次。

处方2 艾炷隔姜灸

取穴

阿是穴：皮损区域。

方解

阿是穴可直达病所，快速取效。

方法

取鲜姜，切成1元硬币厚，上面穿几个孔。将姜片放到阿是穴，再在姜上放置艾炷，点燃。每穴灸3～7壮，每日治疗1次。

注意事项

① 注意保暖，勿受寒凉。

② 穿着宜宽松，鞋靴宜合脚。

③ 可常吃温阳通络食物，如羊肉、鹿肉、牛肉等。

过敏性紫癜

过敏性紫癜，又称为单纯性紫癜，是指皮肤、黏膜或皮下毛细血管出血，面积大小不定，临床上以肤起紫癜、瘀斑及血肿为特征的皮肤病。中医学根据其发病时色如葡萄，又称其为"葡萄疫"。明代《外科正宗·葡萄疫》记载："葡萄疫，郁于皮肤不散，结成大小青紫斑点，色若葡萄。"

原因分析

中医学认为，此病多因禀赋不耐，食鱼腥海味动风之物，内蕴积热，迫血妄行，溢于脉外；或素体血热，复感四时不正之气，内热化毒，毒热迫血，血不循经；或禀赋虚弱，脾胃又伤，气不摄血，血不归经，而成本病。

现代医学认为，本病病因目前不清，但可能与血管壁渗透性、脆性增高有关，亦可能为变态反应性毛细血管炎。有的病人发病前有溶血性链球菌感染史、食异性蛋白及服药史。

治疗方法

艾炷隔姜灸。

取穴 （图88）

八髎：即上髎、次髎、中髎、下髎，左右共8个穴位，分别在第1、2、3、4骶后孔中。

腰阳关：第4腰椎棘突下，后正中线上。

方解

八髎为足太阳膀胱经腧穴，可清利湿热，通络祛邪；腰阳关为督脉腧穴，可温阳益肾，降火止血。

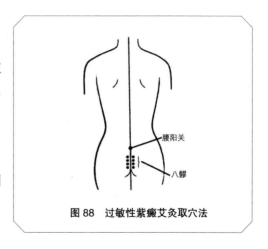

图88　过敏性紫癜艾灸取穴法

方法

取艾绒，做成高4厘米、底面积为6平方厘米的艾炷。另取鲜姜切成0.25厘米厚的姜片。取适量石蜡油或凡士林涂在穴位上，再在其上放7厘米×7厘米的大纸片，上放姜片，再在姜片上放置艾炷，点燃。每次施灸45分钟，每日治疗1次。

注意事项

① 调养正气，增强体质，提高机体免疫力。
② 饮食应清淡，不可吃鱼腥海味、牛奶、蛋类等发物。
③ 注意保暖，衣被应时更换，起居有节。
④ 患病期间，应卧床休息，严重者应抬高患肢。
⑤ 积极寻找病因，有针对性地进行治疗。

扁平苔藓

扁平苔藓，中医学称为"紫癜风""乌癞风"。其是以皮损为紫红色扁平红疹，呈多角形，有蜡样光泽，伴有瘙痒为特征的皮肤病。临床多表现为皮损初为扁平粟疹，色红，针尖或粟米、芡实大，高出皮肤，可呈多角或三角形，渐增多或融合，其色紫红，表面光滑，并有光泽，触之坚硬。宋代《圣济总录》说："紫癜风之状，皮肤生紫点，搔之皮起而不痒痛是也。"

原因分析

中医学认为，此病因多为七情不调，五志化火，血热生风，蕴于肌肤；或饮食不节，湿热内生，复感风邪，风湿热邪蕴于肌腠，外发肌表而成。

现代医学认为，本病目前病因不清，但认为可能与精神因素有关，或感染细菌、病毒、真菌，或与营养障碍、消化道疾病、外伤等有关。

治疗方法

艾条温和灸。

取穴

阿是穴：病灶部位。

方解

阿是穴可直达病所，可活血通络，散瘀养肤。

方法

术者点燃艾条，对阿是穴施温和灸或雀啄灸。每次灸15～30分钟，每日施术1～2次。

注意事项

① 调节情志，忌忧思恼怒。
② 勿用热水洗烫患处或过度搔抓。
③ 戒除烟酒和刺激性食物。
④ 不宜滥用外用药。

脂肪瘤

脂肪瘤，中医学称为"肉瘤"，是一种常见的良性肿瘤。临床多表现为皮下生有肿物，少则1～2个，多则十几个甚至上百个；小的如芡实莲子大，大的如鸡蛋；触摸其柔软，如肝似馒，皮色不变，压之可扁，离手复原，不觉疼痛。破溃后，可有黄色油状物排出。明代《外科正宗》曰："肉瘤者，软如棉，硬似馒，皮色不变，不紧不宽，终年只似复肝然。"本病多发生于成年人。

原因分析

中医学认为，此病多因饮食不节，过食肥甘及辛辣之物，使脾失健运，痰湿内生，结聚于肌肤；或痰湿体质，内蕴痰湿之邪；或七情不调，肝失疏泄，气血失和，血聚成瘤。《外科正宗》说："忧郁伤肝，思虑伤脾，致脾气不行，逆于肉里，乃成肉瘤。"《外科枢要》亦说："若郁结伤脾，肌肉消薄，外邪所搏而为肿者，其自肌肉肿起，按之实软，名曰肉瘤。"

现代医学认为，此病多因脂肪瘤致瘤因子在一定条件下活性增强，导致脂肪组织沉积所致。

治疗方法

艾条温和灸。

取穴

阿是穴：肿物部位。

方解

阿是穴可直达病所，快速取效。

方法

将艾条点燃，放入温灸盒内，将温灸盒放在阿是穴上。每穴施灸40～50分钟，每日或隔日施灸1次，15次为1个疗程。

注意事项

❶ 调节情绪，忌忧思恼怒。

❷ 患处不可随意挤压。

❸ 忌食辛辣食物及鱼腥海味。

❹ 多食新鲜蔬菜、水果和豆制品。

单纯性痒疹

单纯性痒疹，是指以伴有剧痒的风团样丘疹及继发性皮疹为特征的皮肤病，中医学称之为"血疳"。其临床多表现为皮损多为绿豆至豌豆大，圆形，顶略扁平，色暗红或红褐，散在分布，多在四肢及腰、膝等处，自觉瘙痒剧烈，搔抓后易感染。本病多见于30岁以上的女性。《外科真诠》说："血疳发于遍体，形如紫疥，痛痒时作。"

原因分析

中医学认为，此病多因卫外不固，风邪客于肌腠，闭郁不宣；或久病不愈，热入营血，耗津伤液，生化风燥，肌肤失养而致。《外科大成》说："血疳形如紫疥，痒痛多血，由风热闭塞腠理也。"

现代医学认为，此病目前病因不清，但认为多与遗传因素有关，一般可在家中有同样病人或哮喘者。其主要为一种遗传的内源性免疫缺陷，对外在或内在的致病因子具有较高的感受性，故遇到蛋白类食物或吸入某种物质后，可在皮肤上引起不同反应。

治疗方法

艾条温和灸、艾炷隔姜灸。

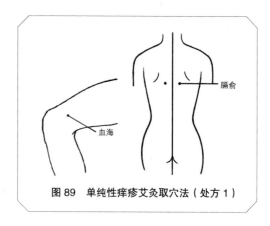

图 89 单纯性痒疹艾灸取穴法（处方 1）

处方1 艾条温和灸

取穴 （图89）

膈俞：第7胸椎棘突下，旁开1.5寸。

血海：髌底内侧端上2寸。

方解

膈俞为血会穴，可养血活血，润燥消风；血海为脾经腧穴，可健脾益气，活血消瘀通络。

方法

点燃艾条，在上述穴位施灸。每穴治疗15～20分钟，每日治疗1次。

处方2 艾炷隔姜灸

取穴

阿是穴：病灶区域。

方解

阿是穴可直达病所，取效快。

方法

取鲜姜，切成1元硬币厚姜片，上面穿几个孔。将姜片放在阿是穴，再在姜片上施放艾炷，点燃。每穴灸3～5壮，每3日施灸1次。

注意事项

① 注意环境卫生和个人卫生。
② 忌食鱼腥海味。
③ 内衣最好穿纯棉织品。
④ 不可用太热水洗浴。
⑤ 不可搔抓过度。

腋臭

腋臭，又称"狐臭""狐气""体气""狐臊"，西医学称为"臭汗症"。其是以气味和野狐身上发出的臭味相似而得名。临床多表现为腋下易汗出，汗液色黄如柏汁，可染衣，并有臭气，夏日则加剧。本病多有家族史，始发于青春期，女性多见。隋朝《诸病源候论·狐臭候》曰："人腋下臭，如葱豉之气者，亦言如狐狸之气者，故谓之狐臭。"

原因分析

中医学认为，其病因多因先天禀赋不强，受承于先天，累代不绝；或饮食不节，过食辛辣炙煿之品，湿热内蕴；或久不换衣、不洗浴，体内湿浊蕴积，熏蒸于体肤之外，臭秽难闻。《杂病源流犀烛》说："腋臭、漏液，皆先天湿郁病也。"《外科大成·腋气》亦说："腋气，俗名狐气，受秉于未形之初，腋内有窍，浊气由此而出，诸药鲜能除根。"

现代医学认为，本病病因有种族性及遗传性。系由各种细菌与大汗腺分泌物中所含的有机物质作用后产生挥发性不饱和脂肪酸所致。

治疗方法

艾条隔蒜灸、艾条温和灸。

处方 1 艾条隔蒜灸

 取穴

阿是穴：腋下大汗腺处。

方解

阿是穴可直达病所，令汗腺缩小，减少异味排出。

方法

将腋毛剃除，寻找阿是穴。取独头蒜，切取蒜片为1元硬币厚，再用针穿几个孔。将蒜片放在阿是穴上，点燃艾条，隔蒜片施温和灸。每次施灸20~30分钟，每日施灸1次，隔日1次，10次为1个疗程。

处方 2 艾条温和灸

取穴　（图90）

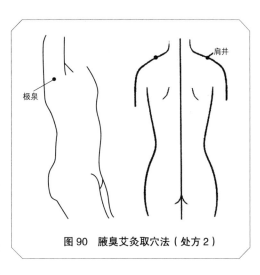

图90　腋臭艾灸取穴法（处方2）

肩井：大椎与锁骨肩峰端连线的中点。
极泉：腋窝正中，腋动脉搏动处。

方解

肩井是足少阳胆经腧穴，又为与手少阳、阳维脉的交会穴，可疏理气机，排出机体代谢产物，及时清除体内毒素；极泉是手少阴心经腧穴，下有腋下大汗腺，"汗为心之液"，故极泉可抑制汗腺的分泌。二穴合用可减少臭汗分泌，调畅经络，使汗液不被细菌氧化。

方法

点燃艾条，对以上穴位施温和灸。每穴灸5~15分钟，每日治疗1次，10次为1个疗程。

注意事项

❶ 忌食有刺激性的食物，如葱、蒜、韭菜、辣椒等。
❷ 不吸烟、饮酒。
❸ 经常洗澡、换衣，保持腋部清洁、干燥。

硬结性红斑

硬结性红斑，中医学称为"驴眼疮""夹棍疮"。其是以小腿屈侧生有硬结，破溃后不易愈合为特点的皮肤病。临床多表现为在小腿屈侧生有硬核，如梅李大小，肤色正常或略红，状似板形硬结，有的可自愈，但日久可溃破，溃烂后疮口紫暗，有脂水或浓汁，久不收敛，愈后留疤痕。《外科真诠》曰："驴眼疮生于足胫骨，烂如臁疮，四边紫黑，时流毒水，或淌脓臭，俗名夹棍疮。"

原因分析

中医学认为，本病多由脾失健运，湿浊内生，阻滞经络；或肾阴亏虚，虚火妄动，炼液为痰，痰阻经络，日久凝聚成硬结。《医宗金鉴·外科心法要诀》曰："此证发于腓腨，即小腿肚也。由肾水不足，膀胱积热凝结而成。"

现代医学认为，本病多由体内病灶的结核菌或毒素所引起的皮肤反应。寒冷和循环不良是其发病的诱因。

治疗方法

艾炷隔蒜灸。

取穴

阿是穴：病灶区域。

方解

阿是穴可直达病所，快速取效。

方法

取独头蒜，切成1元硬币厚的蒜片，并用牙签穿几个洞。将艾炷放到蒜片上，点燃，每穴灸4壮，每日施灸1次。

注意事项

① 加强锻炼，增强体质，提高免疫力。
② 调补脾胃，加强饮食营养。
③ 睡卧时宜将患肢垫高。

④ 尽量减少站立或走动。
⑤ 避免患肢感受寒凉。

网状青斑

网状青斑，又称为"树枝状皮炎""多发性网状青斑""网状色素性皮病"。其是一种由多种原因引起的皮肤呈网状的绀紫色变色皮肤病。临床多表现为下肢、足、前臂等处可见紫红色网状或树枝状斑纹，遇冷加重，暖后则减；或见下肢斑驳状蓝色静脉曲张像大理石，可伴发冻疮。病久常有刺痛或麻木感，或有轻度水肿。本病多见于青年女性。

原因分析

中医学认为，此病多因为禀赋不强，卫外不固，感受寒邪，闭阻肌腠；或肾阳不足，肤失濡养；或七情不调，气滞血瘀，肌肤失去濡养所致。

现代医学认为，本病病因不明，但可能与小动脉血流障碍、毛细管—小静脉内血液黏度增高和郁积、静脉血流处障碍及冷热的适应性缺陷有关。可见于梅素、结核、结缔组织病、血小板、红细胞增多症、脑血管意外、某些神经性疾病或高钙血症等。

治疗方法

艾条雀啄灸。

取穴 （图91）

风市：大腿外侧部中线上，腘横纹水平线上7寸。

阴陵泉：胫骨内侧下缘与胫骨内侧之间的凹陷中。

三阴交：内踝尖上3寸，胫骨内侧缘后际。

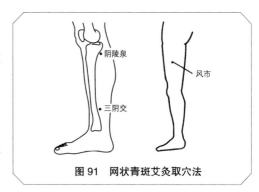

图91 网状青斑艾灸取穴法

方解

风市为足少阳胆经腧穴，可以祛风散寒；阴陵泉为足太阴脾经腧穴，可以健脾理气，活血祛湿；三阴交亦为脾经腧穴，又为肝、脾、肾三经之交会穴，可以调肝、脾、肾之经气，通络活血祛寒。

方法

点燃艾条，在以上穴位施雀啄灸。每穴灸10～15分钟，每日治疗1次。

👤 注意事项

① 冬天应注意保暖，避免受寒而诱发本病。

② 治疗引起本病的原发病。

③ 本病病程较长，应坚持治疗。

臁疮

臁疮，是以小腿臁骨处生疮为特征的皮肤病。中医学称其为"裤口疮""老烂腿"。其临床多表现为在胫骨下1/3处，皮肤焮红赤肿，搔抓后破溃，湿烂浸淫，疮口凹陷，周边皮肤深褐或紫黑，疮面晦暗，渗水糜烂，臭秽难闻。严重者，肉腐达骨，长久难愈。《疡科心得集》曰："臁疮者，生于两臁，初起发肿，久而腐溃，或浸淫瘙痒，破而脓水淋漓。"

👤 原因分析

中医学认为，本病多为久行、久立、负重之人，气血运行不畅，经络阻滞，造成肌肤失养；或饮食不节，善食辛辣、酒酪之人，湿热郁积，秽浊下行，阻滞经络，如有外伤或蚊虫叮咬，搔抓后则破溃成疮。《疡科心得集》曰："臁疮者，……乃风热湿毒相聚而成；或因饮食起居，亏损肝肾，阴火下流，外邪相搏而致。"

现代医学认为，本病病因多为链球菌，亦可伴有葡萄球菌混合感染。皮肤不洁，外伤或虫咬等常为诱因。

👤 治疗方法

艾条温和灸、艾炷非化脓灸。

处方1 艾条温和灸

取穴

阿是穴：疮面上。

方解

阿是穴可直达病所，取效快。

方法

用酒精棉球将疮面清洁，点燃艾条，在阿是穴上方施灸。每次施灸15分钟，每日治疗1次，10次为1个疗程。

处方2 艾炷非化脓灸

取穴 （图92）

三阴交：内踝尖上3寸，胫骨内侧缘后际。

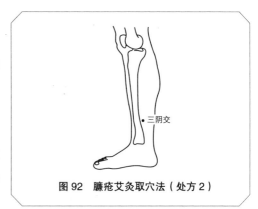

图92 臁疮艾灸取穴法（处方2）

方解

三阴交为足太阴脾经腧穴，是足三阴经之合穴，可调肝、脾、肾三经之经气，有清热利湿、活血化瘀通络之作用。

方法

用酒精棉球将受术穴位消毒。将适量蒜汁或凡士林涂在该穴，再施放艾炷，点燃。每穴灸4~6壮，每日或隔日治疗1次，10次为1个疗程。

注意事项

1 避免久行、久立或长途负重行走。
2 患肢在睡眠时尽量垫高。
3 注意保持疮面清洁，防止感染。
4 可在疮面涂蛋黄油，有一定疗效。

血栓性静脉炎

血栓性静脉炎，中医学称为"赤脉""恶脉病"。其是以赤脉隆起，状如蚯蚓，易于游走为特征的疾病。临床多表现为初起患处疼痛，皮肤红晕，触之灼热，皮下渐隆起，犹如蚯蚓，或如泥鳅，长约数寸，扪之痛甚。此病多发生于下肢静脉、胸壁、腹侧等处，以男性为多见。晋代《肘后备急方》曰："恶脉病，身中忽有赤络脉起如蚯蚓状。"

原因分析

中医学认为，此病多因体质虚弱、久病体弱、劳倦过度，气血循行受遏，不能畅达；或跌仆损伤，经脉受损，恶血内阻；或湿邪内存，蕴久化热化毒，下注经脉，以致病生。

现代医学认为，此病可能与变态反应有关。体内慢性病灶、下肢循环障碍可能为其诱发因素。

治疗方法

艾条温和灸。

取穴　（图93）

膈俞：第7胸椎棘突下，旁开1.5寸。
膻中：前正中线上，横平第4肋间隙。
阿是穴：病变部位。

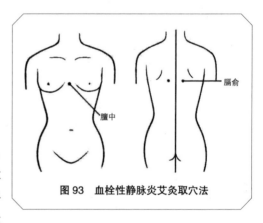

图93　血栓性静脉炎艾灸取穴法

方解

膈俞为膀胱经腧穴，又为血会穴，可以活血化瘀，疏通经络；膻中为任脉腧穴，又为气会穴、心包之募穴，是手太阳、手少阳、足太阴、足少阴、任脉之交会穴，可疏通五经之经气，益气活血，行气通络；阿是穴可直达病所。

方法

点燃艾条，在以上穴位上施灸。每穴施灸5～15分钟，以皮肤红润为度，每日1次，每10次为1个疗程。

注意事项

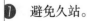 避免久站。

❷ 睡眠时应将患肢垫高。

❸ 最好穿弹力袜。

❹ 少食辛辣、肥甘之品，忌烟酒。

下肢静脉曲张

下肢静脉曲张，中医学称为"筋瘤""炸筋腿"。其是以小腿青筋弯曲，累累如瘤为特征的疾病。临床多表现为小腿腓腨处青筋隆起，状如条索，形如蚯蚓，负重站立时，则症状加重，睡卧时可缓解；日久筋脉粗大，色青或紫，盘踞如瘤。此病多见中年男性，以长久站立或长久行走为职业者多发。明代《外科正宗》曰："筋瘤者，坚而色紫，垒垒青筋，盘曲甚者，结若蚯蚓。"

 原因分析

中医学认为，其病因多因久站、久行、久负重，气血瘀滞阻络；或体内蕴有湿热，湿热下注，阻遏经络，气血难行，以致病发。

现代医学认为，本病多为下肢循环障碍引发。

 治疗方法

艾条温和灸。

取穴 （图94）

阴包：髌底上4寸，股内肌与缝匠肌之间。

漏谷：内踝尖上6寸，胫骨内侧缘后际。

足三里：犊鼻下3寸，胫骨前嵴外1横指处。

髀关：髂前上棘与髌骨外缘连线和会阴相平的连线交点。

阴廉：气冲直下2寸。

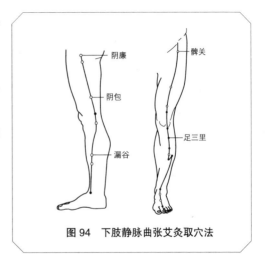

图94 下肢静脉曲张艾灸取穴法

方解

阴廉、阴包皆为足厥阴肝经腧穴，

二穴可通经络，祛寒湿；髀关和足三里皆为足阳明胃经腧穴，二穴可行气血，化瘀通络；漏谷为足太阴脾经腧穴，可以清湿热，除湿痹。

方法

每次选取2～3个穴位，余穴轮流选用。点燃艾条，对穴位施温和灸。每穴施灸10～15分钟，以局部皮肤红晕为度，每日治疗1次。

注意事项

1. 注意劳逸结合，睡卧时应垫高下肢。
2. 对于久站或久坐的工作人员，应不时变换姿势。
3. 久站久行时，可使用弹力绷带。
4. 女性束腰不可过紧。
5. 注意保持大便通畅，戒除烟酒。

小贴士

预防静脉曲张的腿部保健操

在睡前，全身放松，仰卧于床上，膝关节伸曲 10 次。足背带动踝关节，做背曲和伸屈运动 10 次，必要时可重复。

肢端青紫症

肢端青紫症，又称为红绀病、雷诺症，中医学称之为"肢冷""四肢厥冷"等。其是一种以手足肢端青紫，或发绀，或苍白发凉、麻木为特征的血管性皮肤病。临床多表现为初起肢端皮肤苍白，手指发凉，刺痛、麻木、屈伸不能自如，触之如冰；后则发绀，肿胀，知觉减退。本病多见青年女性。

原因分析

中医学认为，其病因多因禀赋不强，脾肾阳虚，不能濡养四肢；或外感风寒，寒邪客居经脉，阻遏气血，难达四末；或体质虚弱，气血不足，肌肤不得温煦而致本病。《诸病源候论》曰："经脉所行，皆起于手足，虚劳则血气衰损，不能温其四肢。"《血证论》亦曰："杂病四肢厥冷，为脾肾阳虚不能达于四末。"

现代医学认为，本病病因不明，但有的人认为与结核有关，有的人认为系先天性血管脆弱，也有的人认为系内分泌障碍，寒冷为其发病诱因。

治疗方法

艾炷隔姜灸、温针灸。

处方 1 艾炷隔姜灸

取穴（图 95）

肾俞：第 2 腰椎棘突下，旁开 1.5 寸。

关元：脐中下 3 寸，前正中线上。

大椎：第 7 颈椎棘突下，后正中线上。

方解

肾俞为膀胱经腧穴，可以补肾壮阳，以振奋先天之元阳；关元为任脉腧穴，可以调补气血，又可强壮身体；大椎为督脉腧穴，又为手、足三阳经的交会穴，既可振奋阳气以散寒，又可疏通经络以活血。

方法

取鲜姜，切成 1 元硬币厚，再在上面穿几个洞。将姜片放到穴位上，并在姜片上放置艾炷，点燃。每穴灸 5 ~ 7 壮，每日治疗 1 ~ 2 次。

处方 2 温针灸

取穴（图 96）

内关：腕掌侧远端横纹上 2 寸，掌长肌腱与桡侧腕屈肌腱之间。

曲池：屈肘，尺泽与肱骨外上髁连

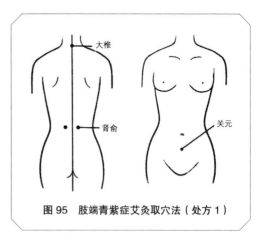

图 95 肢端青紫症艾灸取穴法（处方 1）

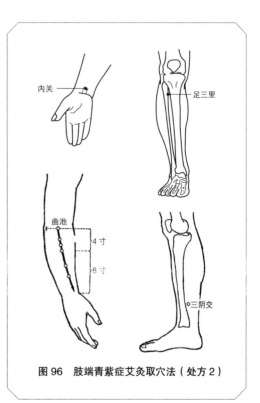

图 96 肢端青紫症艾灸取穴法（处方 2）

线的中点。

足三里：犊鼻下3寸，胫骨前嵴外1横指处。

三阴交：内踝尖上3寸，胫骨内侧缘后际。

方解

内关为手厥阴心包经腧穴，可通经活络，补益气血；曲池为手阳明经之合穴，阳明经多气多血，可以益气活血；足三里为足阳明经之合穴，可以健脾益气，通络活血；三阴交为脾经腧穴，可调肝、脾、肾三经之经气，活络行气，温通脉络。

方法

取毫针刺入以上穴位，使之得气，再取一段1.5厘米艾条，插入毫针尾部，点燃，至艾条燃毕后取针。每日治疗1次。

注意事项

1. 加强体育锻炼，提高体质。
2. 注意冬季保暖。
3. 不要饮酒、喝浓茶及咖啡，不吸烟。
4. 忌食生冷食物。

丹毒

丹毒，是由A族β型溶血性链球菌所引起的皮肤及皮下组织的急性炎症。其发病时，局部表面红肿，色如涂丹，故名之。中医学则根据其发病部位的不同，有不同的名称。如发于躯干者，称为"丹毒"；发于头面者，称为"抱头火丹"，严重者，称为"大头瘟"；发于下肢者，称为"腿游风"；发于胫踝者，称为"流火"；发于小儿者，称为"赤游丹"。隋朝《诸病源候论·丹候》曰："丹者，人身体忽然焮赤，如丹涂之状，故谓之丹。或发手足，或发腹上，如手掌大，皆风热恶毒。所为重者，亦有疽之类，不急治，则痛不可堪，久乃坏烂。"

原因分析

中医学认为，其病因多因心火妄动，血分伏热，外受蚊虫叮咬，搔抓皮破，毒邪内入，燔灼营血，外发肌肤；或饮食不节，湿热内蕴，郁久化毒，毒热相乘，外发体肤而致病。

现代医学认为，本病多为链球菌自局部破伤处感染所致。

治疗方法

艾炷隔蒜灸、艾条温和灸。

处方 1　艾炷隔蒜灸

取穴　（图 97）

肩峰与曲池连线中点硬结处。

方解

该处为经验穴。肩峰与曲池连线为阳明经循行处，该经为多气多血，故可以清热凉血行气，促进病患痊愈。

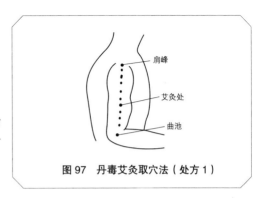

图 97　丹毒艾灸取穴法（处方 1）

方法

取独头大蒜切成厚约0.2～0.3厘米的片状；将蒜片放在穴位上，上置艾炷，并点燃。连灸5～7壮，每日1次，5次为1个疗程。

处方 2　艾条温和灸

取穴

阿是穴：病灶处。

方解

阿是穴可以直达病所。

方法

点燃艾灸，在距阿是穴2～3厘米处施温和灸。每次灸10～30分钟，每日1次，10次为1个疗程。

注意事项

① 注意劳逸结合，病患在下肢者，睡眠时应将下肢垫高。
② 少吃或不吃辛辣、煎炸、烧烤食物及烟酒。
③ 多吃水果和蔬菜。
④ 皮损处应保持清洁，避免感染。

手癣

手癣，是以手部出现水疱、脱皮、糜烂、皲裂为特征的皮肤病。中医学称其为"鹅掌风"。临床多表现为在手掌或指腹起针帽大水疱，瘙痒难忍，破后起白屑，日久皮肤粗糙，皲裂而痛，夏季较重。清代《外科大成》说："鹅掌风，初起紫斑白点，久则皮枯坚厚，或破裂不已。"

原因分析

中医学认为，素体虚弱，气血不和，虫邪或风湿之邪乘虚而入，阻滞经脉，气血不行，不能荣润肌肤而致病生。《外科正宗》说："鹅掌风乃手阳明胃经火热血燥，外受寒凉所凝，以致皮肤枯槁，初起紫斑白点，久则手心皮肤枯厚，破裂不已。"

现代医学认为，此症多为表皮癣菌或毛癣菌感染足部后，再传染到手部所致。少数为癣菌直接传染到手部。

治疗方法

艾条雀啄灸、药线点灸。

处方1 艾条雀啄灸

取穴

阿是穴：皮损处。

方解

阿是穴可直达病所，取效快。

方法

将艾条点燃，对准患处采用雀啄灸法。艾条距皮肤2~3厘米施灸，当皮肤感灼热后，则离开，一起一落，似小鸟啄食，直至皮肤出现红晕。一般灸5~10分钟左右，每天1次，10次为1个疗程。

处方2 药线点灸

取穴

阿是穴：皮损处。

方解

阿是穴可直达病所，取效快。

方法

取1号药线。术者用右手拇、食指持药线的一端，露出线头约1厘米，并将其点燃，将火焰吹灭，并保持线头的火星，将火星轻按在患处，火灭即起。如此反复1~10壮，可根据患处面积，分散点灸，由外向内。一般隔日1次，7次为1个疗程，疗程间相隔1周。

注意事项

① 注意个人卫生，不可穿他人的拖鞋，也不可使用他人的毛巾、浴巾等。
② 患有脚癣者，不可用手搓揉患足。
③ 手癣病人不可触摸洗衣粉、清洁剂等强碱物品。
④ 同时患有手癣和脚癣者，要手、脚同时治疗。
⑤ 本症病程较长，治疗要有耐心。

甲沟炎

甲沟炎，是以甲周围组织急性或慢性化脓感染，而呈现红肿、化脓或结痂，伴有疼痛为主要特征的皮肤病。中医学称其为"蛇眼疔""沿爪疔""代指""脱甲疽"。《医宗金鉴·外科心法要诀》曰："蛇眼疔生于指甲两旁，形如豆粒色紫，半含半露，

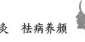

硬似铁钉。"《证治准绳·疡科》说："代指者，先肿焮热痛，色不黯，缘爪甲边结脓，剧者爪皆脱落。"

原因分析

中医学认为，其病因多为饮食不节，嗜食肥甘、辛辣之物，湿热内蕴，久则化毒化火，毒热循经流注，热邪腐肉成脓；或触摸不洁之物，被竹木、鱼刺刺伤，令毒邪乘机留于皮肉经络而致病。《证治准绳·疡科》曰："爪者，筋之余，筋赖血养，血热甚，注于指端，故手指肿热，结聚成脓，甚则爪甲脱落。"

现代医学认为，此病为化脓球菌、结核菌、酵母菌、孢子丝菌或念珠菌等感染所致。

治疗方法

艾条温和灸。

取穴

阿是穴：病灶区。

方解

阿是穴可直达病所，迅速取效。

方法

将阿是穴用生理盐水清洗，然后点燃艾条，在阿是穴施温和灸。每次施灸20～30分钟，每日治疗1次。

注意事项

1 保持患处清洁卫生，不可滥用外用药。
2 忌食辛辣酒酪、肥甘油腻食物，多吃蔬菜和水果。
3 治疗期间，可抬高患肢以减少疼痛。
4 积极治疗，不可贻误病情。
5 平日应避免手指和足趾外伤。

甲癣

甲癣，是以指（趾）甲失去光泽，增厚，呈灰白或污黄，表面高低不平，甚至甲下蛀空为特点的皮肤病。中医学称其为"油灰指甲""鹅爪甲""油炸甲"等，俗称"灰指甲"。其临床表现为甲板前端或侧缘有针尖大小混浊点，其色黄白，逐渐甲板晦暗污浊，凹凸不平，增厚变脆，有的前端蜷曲破裂，如虫蛀蚀，甚至变薄萎缩，多无自觉症状。

原因分析

中医学认为，其病因多由病人素有手癣或足癣之疾，失治或久治不愈，湿热虫毒繁衍侵蚀，伤及爪甲气血，令其失去荣润；或外染虫毒，以致爪甲蚀蛀，发为本病。

现代医学认为，本病多为毛发癣菌感染，少数为表皮癣菌或念珠菌、黄癣菌感染，常由足癣传染而致。

治疗方法

艾条温和灸或雀啄灸、艾炷隔蒜灸。

处方 1 艾条温和灸或雀啄灸

取穴

阿是穴：甲癣区。

方解

阿是穴可直达病所，迅速取效。

方法

点燃艾条，对阿是穴施温和灸或雀啄灸。每次每个病甲施灸10~20分钟，每日施灸1~2次，10次为1个疗程。

处方 2 艾炷隔蒜灸

取穴

阿是穴：甲癣部位。

方解

阿是穴可直达病所，尽快取效。

方法

取独头蒜，切取1元硬币厚蒜片，在上用牙签穿几个孔。在病甲上先放一块薄纱布，再放上蒜片，将艾柱放到蒜片上，并点燃。每次施灸4～6壮，每3日施灸1次。

👤 注意事项

① 本病疗程较长，必须持之以恒，方可奏效。
② 对有手癣、足癣者必须同时治疗。
③ 患甲避免接触肥皂、洗衣粉等。
④ 改正用手抠脚、剥皮等不良习惯。
⑤ 避免使用公共场所的毛巾，不穿公共拖鞋。

足癣

足癣，中医学称为"臭田螺""田螺疮""脚湿气""烂脚丫"，是以足趾缝湿烂瘙痒，尤以第3、4趾间表现最为严重，并逐渐浸淫蔓延至足跖部为特征的皮肤病。其临床多表现为在患处起成群的小水疱，针尖大小，皮易破，可融合成大疱，瘙痒剧烈，有水渗出，露出红肉，干后成片脱皮，经久难愈；亦有无水疱，皮肤干燥、肥厚，冬日皲裂者。清代《医宗金鉴》说："臭田螺……脚丫破烂，其患甚小，其痒搓之不能住痒，必搓之至皮烂流腥臭水觉痛时，其痒方止，次日依然作痒，经年不愈，及其缠绵。"

👤 原因分析

中医学认为，其病因多为湿邪浸淫，久居湿地，外染湿毒；或接触病人的鞋、袜等用品，感染毒邪而致病。明代《外科正宗》曰："臭田螺，乃足阳明胃经湿火攻注而成。"《外科大成》亦认为脚气疮"足膝间生疮，由肾虚风湿相搏所致，久则渐增肿痛，出黄水，身热，久不瘥"。

现代医学认为，本病病因为表皮癣菌、毛癣菌、足跖毛癣菌等感染，多汗为其诱因。

8 治疗方法

艾条热熨灸。

取穴

阿是穴：病灶部位。

方解

阿是穴可直达病所，有利于气血通达，病症解除。

方法

病人取坐位或仰卧位。术者点燃艾条，采用热熨灸，即在距阿是穴2～3厘米处，回旋施灸。每次灸20～30分钟，每日1次，10次为1个疗程。

8 注意事项

① 治疗期间不要吃辛辣、油腻食物。
② 保持足部清洁、干燥；如为汗脚者，应穿布鞋。
③ 鞋内应干燥，或放福尔马林棉球；袜子每日更换，并煮沸消毒。
④ 勿穿公用拖鞋，勿用公用浴巾。
⑤ 本病病程较长，应坚持治疗。

鸡眼

鸡眼，是以皮肤局部（在足部最为常见）生出圆锥形角质增生性损害，状似鸡眼为特征的皮肤病。中医学根据其发于趾间、生肉有刺的特点，又称其为"肉刺"。临床多表现为患处皮肤增厚，皮损多为黄豆大小，色淡黄，呈圆形，半透明，略高出皮肤，顶触之坚韧，中央凹陷，状似鸡眼，行走时有剧烈疼痛。清代《医宗金鉴》曰："此证生在脚趾，形如鸡眼，故俗称鸡眼。根陷肉里，顶起硬凸，疼痛步履不得。"

8 原因分析

中医学认为，本病多因穿着鞋靴紧小，长久行走或站立，局部受挤压，气滞血瘀，结聚不散，皮肤失于濡养所致。隋朝《诸病源候论》曰："脚趾间生肉如刺，谓之肉刺。肉刺者，由著靴急，小趾相揩而生也。"

现代医学认为，本病病因多为局部长期受压或摩擦，使角质层增厚所致。足畸形、穿鞋不适或长期步行为其诱发因素。另外，精神因素也可能对其有一定影响。

治疗方法

艾炷隔姜灸、线香灸、艾炷直接灸、天灸。

处方 1 艾炷隔姜灸

取穴

阿是穴：病灶处。

方解

阿是穴可以直达病所，有利于快速治愈。

方法

灸前让病人用温水泡足，再用消毒刀片将其患处角质层切除。取生姜，切成厚约0.2厘米、直径1.5～2厘米的薄片，并用针或牙签在姜片上刺穿数个小孔。术者将姜片放在患处，并将花生米大的艾炷置于其上并点燃，当病人感灼痛时，更换新艾炷。每日1次，每次灸3～5壮，7次为1个疗程。

处方 2 线香灸

取穴

阿是穴：病灶处。

方解

阿是穴可以直达病所，有利于快速治愈。

方法

术者点燃线香，并在患处行雀啄灸。每次每个患处灸3～5分钟，并在灸后，用消毒的刀片将其角质层削去。每日1次，10次为1个疗程。

处方 3 艾炷直接灸

取穴

阿是穴：病灶处。

方解

阿是穴可以直达病所，有利于快速治愈。

方法

用凡士林或麻油涂在患处表面。将花生米大艾炷放置其上并点燃，连灸4～5壮，待患处变焦枯后剔除。

处方 4 天灸

取穴

阿是穴：病灶处。

方解

阿是穴可以直达病所，有利于快速治愈。

方法

术者取茉莉花茶5克，咀嚼成糊状，再将茶叶糊敷布于患处，其上覆盖纱布，并用胶布固定。每3日换药1次，直到治愈。

 ## 注意事项

❶ 避免穿过小或过硬的鞋子。
❷ 足骨发生畸形者，需手术矫治。
❸ 皮损处不可滥用腐蚀剂。
❹ 削除患处的刀剪需消毒。
❺ 养成每晚用热水洗脚的习惯。